AF567923

Die positive Kraft des Yogas

Mit Yoga zu einem rundum glücklichen und zufriedenen Leben voller Wohlbefinden, Gelassenheit und ganzheitlicher Gesundheit

Inkl. vieler Übungen, Anleitungen und mehr!

INHALT

Vorwort

Herzlich Willkommen. Namaste.

Mit diesem Buch haben Sie sich für ein ganz besonderes Kapitel auf dem Weg zu Ihrer inneren Ruhe entschieden, da Sie viele Methoden und ein umfangreiches Grundwissen zur Anwendung von Yoga kennenlernen werden. Gerade wenn Sie auf diesem Gebiet noch neu sind, wird Ihnen dieses Buch einen sanften, aber richtungsweisenden Anstoß für Ihr Glück geben.

In der heutigen Welt ist alles schnelllebiger und hektischer geworden, was im Umkehrschluss bedeutet, dass auch wir Menschen hektischer leben. Genau diese Hektik ist für unsere innere Ruhe jedoch äußerst fatal, erst recht, wenn der Stress des Alltags überhandnimmt und Sie einfach nicht mehr zur Ruhe kommen lässt. Mittlerweile ist Yoga zum Glück in der breiten Gesellschaft angekommen und wird häufig als Mittel gegen Stress eingesetzt. Dabei kann diese Betätigung noch so viel mehr, als nur den Abend nach der Arbeit einzuläuten.

Zunächst ist wohl zu sagen, dass Yoga nicht nur eine Betätigung oder ein Sport ist, sondern eine echte Lebenseinstellung. Somit können Sie Ihr ganzes Leben danach ausrichten und auch Ihre Ernährung und Ihre Denkweise an Yoga anpassen und so noch vollkommener durch Ihren Tag gehen. Heutzutage hat fast jeder Mensch eine Yoga- oder Iso-Matte zu Hause, um seine Übungen durchzuziehen, doch ist auch jeder mit Leib und Seele dabei? Machen Sie nicht den Fehler und steigen Sie vorschnell in Übungen ein, ohne sich wirklich mit dieser spirituellen Lebensweise auseinandergesetzt zu haben. Gerade jetzt, wenn Sie noch Anfänger sind, können Sie viele wichtige Grundsteine legen, um Ihr Inneres nicht nur nach der Arbeit zur Ruhe kommen zu lassen, sondern auch, um eine gelassenere Lebenseinstellung zu erhalten.

Lassen Sie sich von der großen Wucht des Yoga-Kosmos hierbei nicht erschlagen. Zunächst wirkt es nämlich mit all seinen Varianten und vielen Übungen als unglaublich groß, was es vielen Menschen schwermacht, Yoga wirklich zu greifen und zu verstehen, dabei ist es gar nicht so kompliziert, wie es am Anfang vielleicht scheinen mag.

Um den gesamten Kosmos besser verstehen zu können, stellen Sie sich Strom vor. Hier ist es ebenfalls so, dass diesen jeder Mensch auf der Welt nutzt, jedoch kann Strom und die Entstehung keiner so wirklich erklären, ihn zu verstehen, ist schwer. Doch ist es wirklich nötig, den Strom zu verstehen, um ihn am Ende nutzen zu können? Nein, eher nicht, und genauso verhält es sich mit Yoga. Es ist nicht zwingend notwendig, dass Sie diese Lebensphilosophie bis ins Tiefste verstehen, um einen Nutzen daraus zu ziehen und das sollte gerade Ihnen als Anfänger*in Mut machen, sich auf Yoga einzulassen. Am Ende geht es doch im Leben darum, dass man eine Theorie so gut wie nötig versteht, um diese dann vor allem praktisch und effizient umzusetzen und sie mit Praxis zu beleben.

In diesem Buch werden Sie genau erfahren, wie Sie Ihren persönlichen Yoga-Netzstecker an den Strom anschließen können und profitieren können. Nur so können Sie am Ende verstehen, was Yoga wirklich ist und wie es konkret auf Ihren Körper wirkt und diesen beeinflusst.

Und nicht nur auf Ihren Körper hat diese Kunst Auswirkungen, sondern gerade auch auf Ihren Geist, was Sie zu einem neuen Menschen entwickeln lässt, der sich durch Ruhe und Gelassenheit auszeichnet. Das Wichtigste dabei ist, dass Sie sich von der Masse an Übungen und Varianten nicht mehr erschlagen und beunruhigen lassen, sondern dass Sie auch in Ihrem Alltag gezielt Übungen anwenden können, um Ihnen selbst zu helfen.

Viel Spaß dabei!

Einführung

Yoga wird natürlicherweise meist mir praktischen Übungen in Verbindung gebracht und auch Sie lesen dieses Buch, um sich möglichst viel Wissen über einzelne Varianten aneignen zu können. Dabei kann es dennoch sehr interessant sein, auch die Ursprünge dieser Lebensweise und Kunst in Erfahrung zu bringen, um das ein oder andere Hintergrundwissen zu erlangen.

Dabei ist es zunächst interessant, woher Yoga überhaupt kommt und in welchem Zusammenhang es entstanden ist, denn an unsere hektische Art, welche in der westlichen Welt vorherrscht, erinnert Yoga nun wirklich nicht. Dabei erfahren Sie auch, wie Yoga so populär werden konnte, und Sie lernen ein paar Grundbegriffe, die Sie als ausführende Person kennen sollten. Lassen Sie sich also ein auf eine Reise durch die wunderbare Welt einer Lebensphilosophie, welche Ihr Leben verändern kann.

ENTSTEHUNG UND HERKUNFT

Yoga entstand in der Gegend des heutigen Indien und ist quasi eine philosophische Lehre wie in Europa beispielsweise die Stoa. Sie entstand bereits vor etwa 3.000 – 4.000 Jahren und ist seither bekannt. Der Begriff Yoga an sich entstammt dem Sanskrit und bedeutet so viel wie zusammenbinden oder anspannen, kann jedoch auch als Vereinigung oder Integration gedeutet werden, was die Zusammenführung von Körper und Seele ausdrückt.

Nur durch diese Zusammenführung kann man laut der Philosophie Eins mit Gott werden. Die Vertreter der indischen Philosophie wurden Yogis genannt und diese waren mit ihren Lehren nicht zuallererst darauf bedacht, die Gesundheit der Menschen zu fördern und sehr alt zu werden. Den Yogis ging es viel mehr darum, zu meditieren, um so lange wie möglich im Lotussitz sitzen zu können. Dieser Sitz und auch danach andere Übungen, welche nach und nach entwickelt wurden, förderten die Geschmeidigkeit und die Beweglichkeit des Körpers so, dass auch der Geist beruhigt werden konnte. Der Lotussitz gleich dabei einem Schneidersitz, wie man in Europa sagen würde, jedoch sollte die Haltung des Oberkörpers so gerade wie möglich gehalten werden.

Bei Yoga handelt es sich um eine der sechs klassischen Schulen der indischen Philosophie. Diese Schulen werden auch häufig Darshanas genannt und dabei existieren viele verschiedene Arten und Formen von Yoga, welche ebenfalls unterschiedliche Praktiken und Philosophien an sich lehren.

Die Art von Yoga, welche vor allem in unseren Gefilden und in Nordamerika sehr populär ist, ist Asana, was für die körperlichen Übungen steht. Asana ist einer der Pfade, welche nach Patanjali gelehrt werden. Patanjali war ein indischer Gelehrter und verfasste das Yogasutra. Er lebte vermutlich im 2. Jahrhundert v. Chr. und verfasste diesen klassischen Leitfaden des Yoga, weshalb er häufig als Begründer und Vater des modernen Yoga bezeichnet wird. Auch wenn sich viele Menschen heutzutage nach der Asana richten, sind auch die anderen sieben der insgesamt acht Pfade sehr relevant, erst recht, wenn man mit dieser Lebensphilosophie ein höheres Maß an Gelassenheit anstreben möchte.

Der achtgliedrige Pfad besteht nach Patanjali zunächst aus Yama, was ein richtiges soziales Verhalten in der Gesellschaft verlangt und damit Gewaltlosigkeit, Nichtstehlen, Sinneskontrolle, Unbestechlichkeit und Wahrhaftigkeit. Der zweite Pfad ist Niyama, der persönliche Lebensregeln artikuliert. Dazu gehören Zufriedenheit, spirituelles Studium, Selbstdisziplin, Hingabe und Reinheit. Der dritte Pfad ist dann der bereits erwähnte Asana, was die Körperbeherrschung betrifft. Pranayama ist der vierte Pfad, bei dem es vor allem um Kontrolle der Energie durch

Atemtechnik geht. Nicht zu verwechseln ist dieser mit dem fünften Pfad, Pratyahara. Dabei soll die Fähigkeit entwickelt werden, den Geist von der äußeren Welt nach innen zu lenken. Der sechste Pfad ist Dharana, welcher die Konzentration betrifft, der siebte Dhyana, welcher die Meditation betrifft und Samadhi der letzte und achte Pfad, welcher sich auf die Kontemplation bezieht. Kontemplation bedeutet in diesem Zusammenhang eine Art Betrachtung der Dinge in einer konzentrierten Haltung, wodurch man reine Erkenntnis erlangen kann.

HEUTIGE POPULARITÄT

Wie bereits erwähnt, ist die Philosophie Yoga mehrere Jahrtausende alt und hat sich in dieser Zeit natürlich auch immer wieder verändert. Dies geschah nicht zuletzt deshalb, weil sich auch die Anwender, also die Menschheit selbst, immer wieder verändert und weiterentwickelt hat. Bezeichnet man diese Philosophie nun als Wissenschaft, so ist sie eher als lebendige Wissenschaft zu betrachten, eine Wissenschaft also, die sich an den Bedürfnissen und Weiterentwicklungen der Menschheit orientiert.

Daher ist Yoga heutzutage nicht mehr eins zu eins mit dem Yoga zu vergleichen, welches vor mehreren Jahrtausenden praktiziert wurde. So kann man heute auch gar nicht mehr nachvollziehen, wie Yoga denn nun damals ausgesehen hat und wie es praktiziert wurde.

Der heutige Trend, welcher weltweite Ausmaße annimmt, wurde vor allem im 19. Jahrhundert von Swami Sivananda geprägt, welcher zunächst als Arzt arbeitete, dann jedoch sein Leben dem spirituellen Pfad widmete. Er veröffentlichte über 300 Werke über das Thema Yoga und erklärte die Lehren aus medizinischer Sicht. Darüber hinaus waren die Werke für die breite Öffentlichkeit zugänglich und auch verständlich, da Sivananda sie in einer klaren Sprache darlegte. Er gründete eine sogenannte Yoga-Akademie und richtete das erste Ashram ein. Ein Ashram ist ein Platz oder ein Ort, an dem Yoga nicht nur praktiziert, sondern auch gelehrt werden kann. Dabei verweilen Praktizierende hier nicht nur temporär, sondern wohnen auch dort, um sich einer spirituellen Weiterentwicklung hinzugeben. 1935 gründete Swami Sivananda dann die sogenannte Divine Life Society, was auf Deutsch so viel bedeutet wie Gesellschaft göttlichen Lebens. Diese Gesellschaft hat das Ziel, sich ganz den Idealen der Reinheit, der Wahrheit, der Gewaltlosigkeit und der Selbstverwirklichung hinzugeben. Diese ersten Versuche, Yoga zu einer gesellschaftlichen Bewegung zu machen, entsprangen ebenfalls dem Indischen, genauer gesagt in Rishikesh, welcher heute noch als Pilgerort dient.

Erst Swami Vishnudevananda, ein Schüler von Swami Sivananda, verbreitete die Philosophie des Yoga dann über die ganze Welt. 1957 bereiste er die Welt und kam zunächst nach San Francisco, was sein Ausgangspunkt für eine Reise durch die USA war. Diese Reise dauerte mehrere Jahre an und währenddessen lehrte er Yoga in den ganzen USA, genauer gesagt Asana. Wie bereits erwähnt, bezieht sich Asana auf die körperlichen Aspekte und Ausarbeitungen von Yoga und im Speziellen geht es hierbei um Sitz- und Körperstellungen. In diesem Zuge wurden von Vishnudevananda dann auch Yoga-Zentren errichtet, in denen bis heute Yoga gelehrt wird. Auch in Bezug auf den Weltfrieden machte er sich stark und plädierte für eine weltweite Gemeinschaft. Beispielsweise startete er 1971 eine Friedensmission, in der er mit einem kleinen Flugzeug Brennpunkte der Welt ansteuerte. Anschließend schmiss er zahlreiche Friedensbotschaften über Belfast, Suez und Lahore aus dem Flugzeug und machte so auf sich aufmerksam.

Durch das Kennenlernen der westlichen Welt konnte Yoga an eine neue Lebensform angepasst werden und ein Leben voller Frieden und Gelassenheit proklamiert werden. Bis heute ist dieses Bild von Yoga in unseren Köpfen und konfrontiert man einen Menschen, der nichts mit Yoga zu tun hat, so wird dieser dennoch den friedfertigen Ausgangspunkt dieser Philosophie kennen.

YOGA UND RELIGION

Von vielen Praktizierenden wird die Philosophie des Yoga heutzutage mit einer Religion gleichgesetzt. Dabei ist klar und deutlich zu sagen, dass es sich bei Yoga nicht um eine Religion handelt, wenngleich es viele religiöse Aspekte und Themen gibt, die in der Lehre aufgegriffen werden. Eine Religion ist eine Art Glaubensgemeinschaft, in die man eintritt und sich zu bestimmten Dingen verpflichtet. Dazu gehören auch immer Gelehrte wie Priester oder Pfarrer, welche als Vermittler des jeweiligen Glaubens zählen. Yoga benötigt eine solche Infrastruktur nicht, denn es sind vielmehr Übungen, welche zu mehreren Zielen führen sollen. Diese Ziele sind Entspannung, Gelassenheit und Harmonie.

Dennoch ist es nicht zu verleugnen, dass Yoga einen gewissen Einfluss durch Religionen bekommen hat und immer noch bekommt, jedoch auch, dass Religionen unter dem Einfluss von Yoga stehen. Wie bereits erwähnt, stammen die Ursprünge des Yoga aus Indien und somit beeinflussten sich die Religionen und Philosophien dort seit jeher. In Indien existieren vielerlei unterschiedliche Religionen, doch jede hat ihre eigenen Dinge mit Yoga gemein. So bestehen Gemeinsamkeiten mit dem Buddhismus, dem Parsismus, Jainismus und Hinduismus. Nicht jede dieser Religionen muss Ihnen etwas sagen und Sie müssen sich schon gar nicht mit ihnen auseinandersetzen.

Dennoch ist das ein oder andere interessant über die Lehren zu wissen. Nehmen wir hier das Beispiel des Buddhismus, vielleicht ist Ihnen dabei sogar die Geschichte der Fünf Tibeter bekannt. Dies sind keine Menschen, sondern Yogaübungen, welche im Tibetischen Buddhismus durchgeführt und praktiziert werden. Auch viele Yogameister, selbst die des 20. Jahrhunderts, waren meist Buddhisten, wie beispielsweise auch Krishnamacharya. Er ist vielerorts als „Vater des modernen Yoga“ bekannt, da er in den 1960er Jahren viele Übungen weiterentwickelte und für die Allgemeinheit zugänglich machte.

Auch im Sikhismus, Jainismus und sogar im Sufismus gibt es Beziehungen zu Yoga. Gerade der Sufismus, welchem die meisten muslimischen Inder angehören, ist hierbei eine Besonderheit, da er nicht unbedingt den indisch-nepalesischen Religionen ähnelt. Dennoch hatten sie über die Jahrhunderte hinweg ihren Einfluss auf den Sufismus, was zur Folge hat, dass Yoga auch hier praktiziert wird.

Sie sehen also, Yoga hat durchaus seine Parallelen und Zusammenhänge mit verschiedensten Religionen, dennoch ist und bleibt es eine Philosophie, welche zur Gesundheit, Harmonie und Energie beitragen soll und den Menschen dabei tiefer in sein Inneres führen will.

DIE 6 WEGE

Aus dieser Bewegung heraus wurden auch sechs Wege herausgefiltert, welche Yoga beschreiben und ausmachen. Diese sechs Wege sollen jedem Yogi und jeder Yogini im Alltag Sicherheit geben und keine Zweifel an der Philosophie aufkommen lassen. Um auch Ihnen diese sechs Wege ans Herzen zu legen, haben wir sie Ihnen im Folgenden kurz und knackig zusammengefasst. Dabei geht es immer um eine gewisse Form, die ein Teil des menschlichen Gesamten ist und wie ein Puzzleteil für die finale Glückseligkeit gesehen werden kann.

Hatha – Form des Körpers

Hatha ist auch Menschen bekannt, die sich vielleicht noch nicht so tiefgründig mit Yoga beschäftigt haben und somit auch die wohl bekannteste Form. Hierbei geht es vor allem um die Form des Körpers. Hier kennen Sie bereits die körperlichen Übungen, welche auch Asanas genannt werden und das ist hierbei der hauptsächliche Weg. Darüber hinaus geht es bei der Form des Körpers auch um gewisse Atemübungen und Achtsamkeitsübungen. Gerade in Nordamerika, wo Vishnudevananda seine Schulen gründete, ist diese Form von Yoga äußerst populär. Im Laufe der Jahre schwappte die Welle auch hinüber zu uns nach Europa, wo Hatha auch die bekannteste Form von Yoga darstellt. Wollen Sie Yoga also in einem Studio oder Ähnlichem praktizieren, so werden Sie dort zu 99 % auf diese Form treffen.

Yoga ist unergründlich, das haben Sie wahrscheinlich bereits mitbekommen. So hat auch die Form des Körpers viele weitere Unterformen. Hierbei werden verschiedenste Übungen zusammengefasst, welche sich in Ausübung und Intensität unterscheiden.

Ein Beispiel hierfür ist das Jivamukti-Yoga. In diesem sind die Übungen äußerst dynamisch und fließend, wobei die Übungsfolge strikt festgelegt ist und stets auf Matten ausgeführt wird.

Eine weitere Unterart der Hatha ist das Bikram-Yoga. Dieses beinhaltet genau 26 Übungen, welche äußerst anspruchsvoll gestaltet werden. Somit erinnert das Bikram-Yoga auch gern einmal an eine Art Bootcamp, da es auch stets bei warmen bis heißen Temperaturen durchgeführt werden sollte. Es ist also ein Variante der härteren Dehn- und Gangart.

Zuletzt zu nennen wäre in diesem Zusammenhang noch das Sivananda-Yoga, welches sich eher auf entspannende Punkte bezieht und meist in Verbindung mit Mantras eingesetzt wird. Dies sind also eher klassische, entspannende Übung.

Kundalini – Form der Energie

Zwar ist die Form des Körpers wohl die verbreitetste und populärste Form von Yoga, dennoch gibt es auch andere wichtige Formen und Strukturen. Somit kann der Körper niemals allein stehen und gerade in den vielseitigen Übungen ist ein weiterer Aspekt immer sehr wichtig. Bei jeglicher Ausführung sollten Sie den Fluss in sich spüren, was die Form der Energie darstellt. Je nach Bewegung kann sich diese Energie unterschiedlich äußern und so ist es möglich, dass Ihnen an der ein oder anderen Stelle einmal warm wird oder es auch zu kribbeln beginnt. Das kann bisweilen zunächst auch unangenehm erscheinen, doch mit der Zeit gewöhnt man sich an die ein oder andere Reaktion des Körpers und das Wichtigste dabei ist, dass Sie etwas spüren. Nur so kann Ihnen Ihr Körper ein Zeichen dafür geben, dass etwas im Fluss ist und in Ihrem Energiesystem etwas vonstattengeht.

Dies mag zunächst etwas spirituell klingen, jedoch kann dieser Effekt auch wissenschaftlich bewiesen werden. Durch einen gewissen Gemütszustand und eine Körperhaltung werden Ihre Zellen durch einen gewissen Reiz stimuliert, also zu einem gewissen Maß an Aktivität angeregt. Durch diesen Prozess der Stimulation werden in der Folge in der Gesamtheit Ihrer Zellen elektromagnetische Impulse effektiver ausgetauscht, was sich wiederum auf Ihre Organe und alles andere in Ihrem Körper auswirkt. Dadurch erleben Sie eine neue Vitalität.

Kundalini, also die Form der Energie, beschäftigt sich mit genau dieser Energie, welche aus dem Körper entstammt und diesen auch speist. Die Übungen, welche natürlich immer noch mit dem Körper ausgeführt werden, sind dabei noch dynamischer und impulsiver als die der Hatha. Eine hohe Relevanz hat bei diesen Übungen die Kultivierung eines intensiven Atems und die damit verbundenen Techniken. Eine der bekanntesten Formen aus dem Kundalini ist das Tantra-Yoga. Der Begriff Tantra ist Ihnen vielleicht schon einmal über den Weg gelaufen, wenn Sie sich allgemein mit dem Hinduismus beschäftigt haben. Dabei bezieht sich Tantra auf den Weg der Selbsterfahrung, wodurch Sie weitreichende Veränderungen im Bereich der Vitalität erzielen können. Auch die Lebensfreude und die Lebensenergie spielen hierbei eine wichtige Rolle.

Raja – Form der Meditation

Fließt Energie, so befindet sich der Mensch in einem sonderbaren und außergewöhnlichen Zustand. Er steht praktisch über den Dingen. Raja ist die Form der Meditation, welche einen ähnlichen Zustand beschreibt und in dem definitiv auch ein Fluss der Energie vorhanden sein muss. Um Meditation im Speziellen geht es auch in einem späteren Kapitel noch einmal, weswegen hier nicht sehr viel vorweggegriffen wird.

Grundsätzlich kann man sagen, dass es beim Raja-Yoga vor allem darum geht, seinen eigenen Geist zu beherrschen, was auch durch Atem- und Körperübungen gelingen kann. Diese finden hier ebenfalls Anwendung. Wichtiger ist dennoch die Meditation, aber auch die Affirmation, die Kontrolle des Denkens und die Stille der Gedanken. Genau diese vier Aspekte sind elementar für das Raja-Yoga, denn sie tragen dazu bei, die zahlreichen Ausprägungen und Varianten des Geistes in einen gewissen Einklang mit der Außenwelt zu setzen und somit ein hohes Maß an Harmonie hervorzurufen. Haben Sie bereits Meditation betrieben, so wird Ihnen dieser Geisteszustand gar nicht so fremd erscheinen, sind Sie ein Neuling auf diesem Gebiet, so werden Sie im weiteren Verlauf des Buches noch ausreichen angewiesen werden, um genau diesen Geisteszustand zu erfahren.

Karma – Form der Handlung

Karma bezeichnet die Form der Handlung, womit hier jedoch keine Übung oder eine Position des Körpers gemeint ist. Vielmehr meint Handlung in diesem Falle Ihre alltäglichen Handlungen, welche Sie Tag für Tag durchführen und zeigen. Dabei geht es nicht nur um die Handlungen, die

Sie nach außen zeigen, sondern die Aufnahme beginnt bereits mit der Entscheidung. Karma-Yoga bezieht sich also vor allem darauf, wie Sie Dinge in Ihrem Leben angehen und welche Entscheidungen Sie währenddessen treffen.

Vor allem kommt es hier auf Ihre Einstellung an. Mit welcher Einstellung treffen Sie also eine Entscheidung? Mit welcher Einstellung treten Sie Widerständen entgegen? All das sind Fragen, mit denen Sie sich beim Karma-Yoga beschäftigen. Hierbei ist es das höchste Ziel, selbstlose und gute Taten an den Tag zu legen, welche einer größeren, friedvollen Sache dienen und diese nutzen. Dies stellt sozusagen den Kern des Karma-Yogas dar.

Bhakti – Form des Herzens

Etwas kitschig kling der nächste Weg, das Bhakti-Yoga. Hierbei geht es um die Form des Herzens, wobei es nicht um das Organ des Menschen geht, sondern vielmehr um energetische Wirkung auf Ihre Sinne. In Europa sind dementsprechende Yoga-Studios nicht so selten wie andere Arten und die Wahrscheinlichkeit, ein Yoga-Studio zu erwischen, das zumindest einen Bhakti-Hintergrund besitzt, ist gegeben. Wie der Name es schon verrät, geht es um das Herz und um das Gefühl im Menschen, mit welcher Lebensfreude er in den Tag geht und wie er zu gewissen Dingen steht. Dabei ist dieser Weg dennoch sehr praktisch gestaltet.

Jnana – Form des Wissens

Der letzte Weg in diesem Sinne ist Jnana, die Form des Wissens. Um diesen Weg verstehen oder gehen zu wollen, benötigt man ein ordentliches Portiönchen an Philosophieverstand und auch die Bereitschaft dafür, sich mit den Themen dieser Form auseinanderzusetzen.

Beim Jnana-Yoga geht es elementar um tiefgründige Fragen über das Leben und das Wissen und was das überhaupt sein soll. Dabei stellt man sich nicht nur die Fragen, sondern sucht dabei auch nach Antworten und Lösungsansätzen für etwaige Probleme. Um die Probleme zu lösen, ist einerseits ein hohes theoretisches Verständnis vieler Dinge notwendig, jedoch spielt auch die Meditation wieder eine wichtige Rolle. Die Meditation gibt das gewisse Etwas und vor allem das In-sich-gehen ist ein probates Mittel, um intuitive spirituelle Erfahrungen und Zustände zu genießen und Dinge für sich zu entscheiden. Auch so ist es möglich, Lösungen für Probleme ausfindig zu machen.

DOSHAS

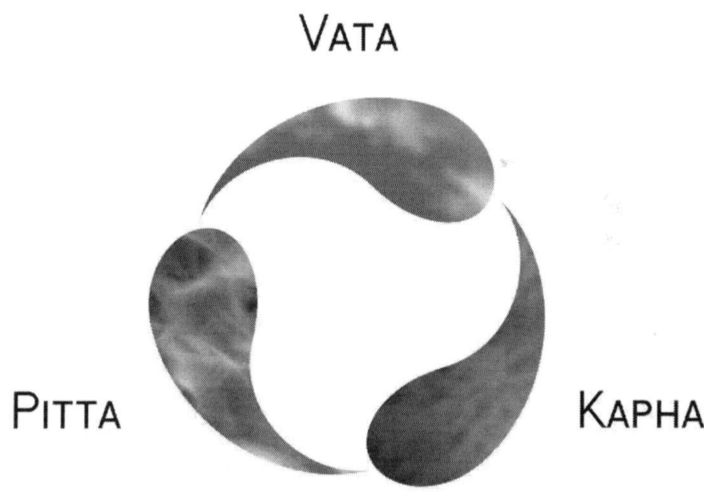

Neben den sechs Wegen existieren beim Yoga auch noch sogenannte Doshas. Diese sind in der westlichen Welt vor allem als Ayurveda bekannt, welches sich mit der sogenannten Saftlehre des Menschen beschäftigt. Hierbei besteht die Annahme, dass es innerhalb des Menschen verschiedene Säfte gibt, welche jeweils Einfluss auf diesen in verschiedenste Richtungen haben. Je nach Konstellation spielen diese mit- oder auch gegeneinander und aktivieren verschiedenste Element des Körpers.

Die Doshas vermitteln allgemein drei Grundtypen des Menschen, wobei das Ziel ist, mit sich selbst in Harmonie und Gleichgewicht zu leben, sowohl körperlich als auch geistlich. Das Ziel ist, den Ausgleich mit den anderen Doshas, als den anderen Grundtypen anzustreben, um den erwünschten Zustand erleben zu können. Dabei scheint es fast logisch, dass sich nicht jeder Mensch zu lediglich einem Grundtypen und dessen Merkmalen zuordnen lässt. Meist besitzt ein Mensch eine Grundtendenz, jedoch spielen auch immer wieder Tendenzen anderer Doshas mit hinein. Eine grundsätzliche Charakteristik ist damit vorgegeben, jedoch ist jeder Mensch ein sogenannter Mischtyp, welcher zwischen zwei oder drei Doshas pendelt.

Das alles mag nun sehr kompliziert klingen, doch eigentlich ist es ganz einfach zu verstehen, wenn man sich die Grundtypen in der Praxis anschaut. Gerade in Verbindung mit Yoga können diese Umstände exzellent erklärt werden. Durch Yoga kann ein Mensch seine Doshas perfekt in Einklang bringen und sich selbst stabilisieren.

Vata-Typ

Der erste Typ, der Ihnen hier vorgestellt wird, ist der Vata-Typ. Wie äußert sich die Charakteristik und wie verhält sie sich in Verbindung mit Yoga? Ein Vata-Typ wird immer wieder als luftig bezeichnet, was das genau bedeutet, wird Ihnen nun erklärt: Ein luftiger Charakter, also ein

Vata-Typ, ist in der körperlichen Gestalt eher dünn und schmal. Im Gesicht zeichnen ihn schmale Lippen und ebenfalls eine schmale Gewebestruktur, welche sich auch auf den ganzen Körper beziehen lässt. Auch durch dieses Erscheinungsbild neigt der Vata-Typ schneller zur Kälte, aber auch zu Verstopfungen. Der Charakter kann als nervös und unsicher beschrieben werden.

Wie kann sich Yoga nun dessen annehmen und vor allem etwas Positives erzeugen? Das Wichtigste – übrigens auch außerhalb der Yoga-Lehre – ist nun, Stetigkeit in das Nervensystem und das gesamte Sein zu bringen. Dabei empfehlen sich gerade rhythmische Übungen, bei denen es jedoch langsam und gemächlich anfangen sollte. Zu schnelle Rhythmen könnten den Charakter weiter außer Tritt bringen. Durch einen langsamen Beginn kann sich der Typ erden und entspannt in seiner Wirklichkeit und inneren Verbindung ankommen. Als besonderer Tipp für den Veta-Typen ist der Sonnengruß und eine Serie dessen, was bedeutet, dass man mehrere Sonnengrüße hintereinander wiederholt und speziell auf die Wechselatmung achtet. Die einzelnen Übungen werden in einem weiteren Kapitel noch genauer erläutert, sodass Sie hierbei keine Wissenslücken befürchten müssen.

Pitta-Typ

Im Gegensatz zum Vata-Typen ist der Pitta-Typ das genaue Gegenteil, denn er ist nicht nur vom Körperbau ein anderer, sondern auch das Gemüt ist ein ganz anderes. Folglich ist er sehr intensiv und zeigt das auch in Form eines meist athletischen Körperbaus nach außen. Durch diese athletische Form und die hohe Intensität verbraucht der Pitta-Typ im Ayurveda ein hohes Maß an Energie, was nicht unbedingt negativ auszulegen ist. Wertungen sollte man sich grundsätzlich bei diesen Herangehensweisen sparen und die Sachverhalte einfach akzeptieren.

Der Pitta-Typ nimmt sehr gern am Leben teil und ist hierbei auch stets aktiv, was sich nicht zuletzt auch beim Essen zeigt. Charakteristisch für diesen Typen ist das regelmäßige Essen. Diese körperlichen Merkmale wirken sich auch auf den inneren Charakter aus und umgekehrt. Pitta-Typen sind äußerst emotional und kommunizieren ihre Meinungen deutlich und direkt, sie sagen also stets, was sie denken und fühlen. Da diese Art zu leben eine sehr direkte ist, wirkt sich dies wiederum auch auf den Organismus aus, weswegen beispielsweise die Haut ebenfalls sehr direkt reagieren kann. So entstehen hierbei schnell Ausschläge oder Hautunreinheiten.

Um ein solch impulsives Gemüt bändigen zu können, ist es ebenfalls möglich, Yoga gekonnt anzuwenden, wobei klar ist, dass es hierfür andere Bewegungsabläufe als beim Veta-Typen benötigt. Yoga darf hierbei keine direkte Herausforderung darstellen, sondern eher etwas, was dem Pitta-Typen Spaß macht. Entgegen den eventuellen Erwartungen empfiehlt es sich nicht, die Agilität in die Yogaübungen mit einzubringen, sondern viel mehr ruhige Anfangs- und Schlussübungen zu praktizieren, welche für Meditationen fungieren.

Kapha-Typ

Der letzte der drei Grundtypen ist der Kapha-Typ. Sowohl äußerlich als auch innerlich lässt sich dieser am besten mit dem Begriff der Schwerfälligkeit beschreiben. Daraus folgt beim Kapha-Typen ein langsamer Stoffwechsel und eine Schwerfälligkeit in der energetischen Grundstimmung. Dies hängt damit zusammen, dass auch die Lymphe nicht immer gut abfließen. Die äußerliche Erscheinung kann, muss jedoch nicht so sein, dass man sie als übergewichtig betiteln würde, oft geht dies jedoch mit einer Schwerfälligkeit einher.

Wie können Sie sich als Vertreter dieses Typs also mit Yoga helfen? Vor allem sind hierfür Atemübungen hilfreich, welche sehr kraftvoll sind und den Körper erwärmen. Doch das bedeutet nicht, dass eine Übung nicht auch anstrengend und fordernd sein kann, Atemübungen sind in jeder Ausführung von Yogaübungen zu empfehlen.

Die Übungen für den Kapha-Typen sollten also durchaus auch ans Eingemachte gehen, jedoch sollten sie stets leicht und ruhig starten, um sich nach und nach an ein gewisses Tempo zu gewöhnen, welches diesem Typen durch die Scherfälligkeit im Alltag eher fremd erscheint. Besonders geeignet sind weiterhin noch Übungen, welche speziell den Brustbereich fordern und dehnen. Dies bezieht sich vor allem auf das schlechte Abfließen der Lymphe, da dieses dann mit solchen Übungen zusätzlich abgebaut wird und die Lymphe schneller abfließen können.

Yoga kann also vielseitig und typenbezogen eingesetzt und praktiziert werden. Dies zu wissen, gibt vielleicht auch Ihnen Aufschluss darüber, welche Übungen eher etwas für Sie sind und welche Übungen Sie durchaus weglassen können. Wichtig dabei ist lediglich zu wissen, dass Sie nicht stets nach einem gewissen Muster handeln können und Sie sich als Mensch auch verändern. Somit können Sie sich nie stets zu 100 % zu einem Typen zuordnen und dann jeweilige Übungen praktizieren. Was jedoch in Ihrer Macht steht, ist das Herausfinden von Tendenzen, die Sie aufweisen und welche Sie dann in die jeweiligen Doshas einordnen können. Schaden können Sie sich mit Übungen, die eventuell nicht Ihrem Dosha entsprechen, sowieso nicht, somit können Sie diese auch einfach einmal ausprobieren und im Nachgang für sich entscheiden, mit welchen Sie gut klarkommen und welche Ihnen etwas bringen. Wie bereits erwähnt, werden Sie im letzten Kapitel alles über die jeweiligen Übungen erfahren und somit können Sie dann auch entscheiden, welche den größten Effekt für Sie haben. Hören Sie dabei ruhig auch einmal auf Ihren Instinkt.

WAS BEWIRKT YOGA?

Wofür machen Sie das ganze Spektakel überhaupt? Selbstverständlich wollen Sie – wenn Sie die zahlreichen Übungen schon ausführen – auch wissen, was Yoga überhaupt bewirkt. Bisher haben Sie lediglich ein wenig Theoriewissen an die Hand bekommen, doch warum Sie Yoga nun betreiben sollen, wissen Sie eigentlich noch nicht. Natürlich hört man immer sehr viel und Sie haben sich dieses Buch natürlich auch mit einer gewissen Erwartung besorgt.

Grundsätzlich hört man stets, dass Yoga eine wunderbare Ruhe in den Alltag bringt und auch den Einklang zwischen Körper und Geist wieder gesunden lässt. Diese Argumente sind definitiv nicht von der Hand zu weisen, dennoch wollen wir für Sie gern noch etwas tiefer ins Detail gehen und Ihnen genauestens schildern, was Yoga wirklich bewirkt.

Theoretisch könnte man ein Leben lang darüber philosophieren, was die Vorzüge von Yoga sind und welche Auswirkungen es auf ein Menschenleben hat. Die Ansatzpunkte sind dabei enorm vielfältig und die Effekte können zahlreich sein. Um diese Zeit nicht zu vergeuden, haben wir Ihnen die wichtigsten Details zusammengefasst, Sie wollen ja schließlich auch noch einmal praktisch loslegen.

Vorteile kann man definitiv in der Atmung und der Dehnung des Körpers betrachten und auch in der Regelmäßigkeit und der Bewusstheit des eigenen Atems. Auch die Effekte der Meditation und des guten Gedankens sind beim Yoga ein wichtiges Thema.

Je nach Übungen können auch die Folgen verschieden sein und dies kann man natürlich nicht immer an messbaren Wirkungen nachvollziehen. Gute Gedanken sind beispielsweise äußerst schwer messbar, jedoch sind ihre Folgen für den Menschen und sein Umfeld grenzenlos und positiv. Denn nicht nur körperlichen und geistigen Herausforderungen stellt man sich mit Yogaübungen, die Lehre verbreitet auch Werte und

Glaubenssätze, welche eine positive Auswirkung haben. Ein gutes Beispiel hierfür ist der Friedensgedanke, welcher über allem steht. Weiterhin kann man auch feststellen, dass sich Yogis und Yoginis im Durchschnitt besser ernähren, da sie grundsätzlich ein höheres Maß an Achtsamkeit für ihren Körper an den Tag legen.

Die beschriebenen Dinge haben alle einen sehr positiven Effekt auf einen Menschen, was man dennoch nicht wissenschaftlich belegen kann. Was jedoch wissenschaftlich bewiesen ist, sind klassische Wirkmuster von Yoga, welche sich in vier Bereiche aufteilen lassen.

Die Körperebene

Kommen wir zunächst zur Körperebene. Hier werden in der breiten Öffentlichkeit die meisten Vorteile gesehen, was auch tatsächlich wahr ist. Durch Yoga geht eine Stabilisation vonstatten, welche sich vor allem im Körper abspielt, genauer gesagt ist hiervon der Hormonhaushalt betroffen. Auch das Herz-Kreislauf-System wird durch die Bewegungen angeregt, weswegen wiederum der Körper besser durchblutet wird. Zu guter Letzt hat Yoga auch noch positive Auswirkungen auf den Blutdruck. Darüber hinaus gibt es auch Umstände, die einem auf Körperebene vielleicht nicht sofort auffallen. Hierbei ist beispielsweise ein besserer Schlaf zu nennen, eine Verringerung von Nervosität und eine Regeneration der Schilddrüse. Dadurch werden auch Giftstoffe besser beseitigt und ausgeschieden, was auch dazu führt, dass wiederum der Stoffwechsel und die Verdauung besser arbeiten.

Sie sehen also, Yoga beschert Ihnen auf Körperebene nicht nur eine gewisse Beweglichkeit und ein sportliches Dasein, sondern noch viele weitere positive Dinge. Letztendlich kann man sagen, dass Sie durch das regelmäßige Praktizieren von Yoga und durch das Leben dieser Philosophie ein gesünderer Mensch werden, da Ihr Immunsystem hochgefahren wird.

Dies wurde bereits vor über tausend Jahren so behauptet, weswegen diese Aussagen heutzutage etwas aus der Luft gegriffen erscheinen. Dennoch kann man sich natürlich auf viele Erfahrungsberichte stützen, welche dann aber immer noch nicht empirisch, also wissenschaftlich belegt sind. Doch gerade in den letzten Jahrzehnten hat sich in diesem Bereich sehr viel getan und somit existieren heute einige Studien, welche die positive Wirkung von Yoga auf der Körperebene untermauern. Im Folgenden haben wir vier Funktionen ausgewählt, welche tatsächlich begründet sind und somit absolut der Realität entsprechen.

1. Das Immunsystem

Mit dem Thema der Stärkung des Immunsystems durch Yoga hat sich eine norwegische Studie der Universität Oslo beschäftigt. Hierbei praktizierte eine Kontrollgruppe etwa eine Woche lang verschiedene körperbetonte Yogaübungen, also Asanas, und auch diverse Atemübungen, eine andere Gruppe tat in dieser Zeit nichts und lebte den Alltag wie zuvor. Dabei stellte sich heraus, dass die Gruppe, welche Yoga praktizierte, dreimal so viele sogenannte Genexpressionen verzeichnen konnte wie die Gruppe, die nichts tat. Genexpressionen generieren einen zellbiologischen Effekt, welcher sich positiv auf das Immunsystem auswirkt. Bereits nach einer Woche zeigt das Praktizieren von Yoga also bereits Wirkung.

2. Die Hirnfunktion

Auch die Stärkung der Hirnfunktion durch Yoga wurde von mehreren Instituten in den USA bewiesen. Dabei wurden Studien mit verschiedenen Universitäten – auch in Westeuropa – angelegt und durchgeführt. Hierbei ging es vor allem um die Effekte von Yoga und Meditation. Auch hier wurden wieder zwei Kontrollgruppen angelegt, eine, die Yoga und Meditation für etwa eine Woche anwandte und eine, welche nichts tat. Das Ergebnis dieser Studie zeigt, dass die Widerstandsfähigkeit des menschlichen Gehirns bei den Personen, die Yoga und Meditation ausübten, sehr viel höher war als bei den Personen, die ihren Alltag weiterlebten. Sogar eine positive Auswirkung auf die Intelligenz konnte festgestellt werden.

3. Die Schmerzen

In der nächsten Studie, welche wir Ihnen präsentieren wollen, geht es um Schmerzen, diesmal jedoch natürlich nicht um die Steigerung, sondern um die Hemmung von Schmerzen. Diese Studie wurde von der Universität Seattle durchgeführt und involviert waren etwa 100 Proband*innen, welche allesamt über chronische Rückenschmerzen klagten. Ebenfalls wurden dann zwei Kontrollgruppen eingerichtet, beide sollten zunächst über 14 Wochen hinweg einmal in der Woche etwa 75 Minuten ein leichtes Yogaprogramm durchführen. Nach dieser Zeit sollte eine Gruppe damit weitermachen und die andere Gruppe die Yogaübungen einstellen.

Das Ergebnis war, dass die Gruppe, die nach 14 Wochen stoppte, eine schnelle Verschlechterung des Wohlbefindens feststellen und sogar Schmerzmittel nehmen musste. Die Gruppe, die mit den Yogaübungen weitermachte, konnte nach den 14 Wochen auch noch von einer weiteren Verbesserung profitieren.

4. Stress

Yoga und Stress, diese beiden Begriffe stehen sich sehr gegensätzlich gegenüber, soviel ist sicher. Nicht zuletzt wegen der häufigen Anwendung von Yoga bei Stress haben wir Ihnen dafür ein ganzes Kapitel eingeräumt. In diesem kleinen Abschnitt geht es zunächst nur ganz kurz um eine wissenschaftliche Fundierung der Wirkung von Yoga gegen Stress. Vor allem beschäftigt sich die Studie mit chronischem Stress, welcher für die Gesundheit eines Menschen äußerst gefährlich sein kann. Akuter

Stress ist hierbei meist nicht das Problem, da dieser über eine gewisse Zeit sehr gut verborgen werden kann, jedoch werden bei chronischem Stress vor allem die Energiereserven des menschlichen Körpers enorm in Mitleidenschaft gezogen. Dazu gehören Körper, Geist und Psyche.

Viele andere Krankheiten können in der Folge durch Stress entstehen, da sich der Körper in einer gewissen Disharmonie befindet, weswegen eine Auflösung dessen von enormer Bedeutung sein kann. Dieses Potenzial, den Stress abzubauen, steckt in der Ausübung von Yoga, was in mehreren Studien, beispielsweise in einer der Hiroshima Universität im Jahre 2015, klar bewiesen wurde.

Auch die anderen bereits aufgeführten Studien können alle gegen das Thema Stress spielen und wie Sie sehen, sprechen immer mehr Aspekte für ein Ausüben von Yoga, um Ihrem Körper die volle Kraft zu geben. Es ist also klar, dass Sie mit Yoga nicht nur generell eine gute äußere Figur machen – Yoga verbrennt gerade durch schnellere Übungen schnell Fett und vor allem durch die Übungen mit eigenem Körpergewicht kann man Muskeln, Sehen und Knochen stärken – oder einen normalen Blutdruck garantiert bekommen, durch das Praktizieren von Yoga werden Sie auch eine positive Auswirkung auf Ihr gesamtes Immunsystem bemerken und können Ihr Leben so in vollen Zügen genießen.

Das Energiesystem

Nicht nur der Körper und die inneren Organe bekommen das positive Ausmaß von Yoga zu spüren, sondern auch andere Bereiche in Ihnen. So beispielsweise auch das Energiesystem.

Was macht Yoga denn nun genau mit Ihnen? Hier spielen vor allem die Mitochondrien eine wichtige Rolle, für die Yoga eine definitive Wohltat darstellt. Doch was genau sind Mitochondrien und wofür sind sie zuständig? Durch diese erlangen Sie praktisch Ihre Energie, denn sie sind sozusagen das Kraftwerk in Ihren Zellen, welche, einfach gesagt, Impulse durch den Körper schicken und somit auch dafür verantwortlich sind, dass Sie ein Glas Wasser zum Mund führen können und sogar dafür, dass Sie dieses Buch lesen können.

Durch das Praktizieren von Yoga können Sie genau diesen Mitochondrien angenehme Reize zukommen lassen und sie stimulieren. Vor allem durch Asana können Sie Ihre Zellen dazu veranlassen, eine höhere Zahl an Reizen auszusenden. Diese Prozesse sind innerhalb des Körpers hochkompliziert, weswegen es hier den Rahmen sprengen würde, diese kleinen Prozesse im Detail zu erklären. Einfach gesagt, werden durch Yoga chemische und elektromagnetische Prozesse aktiviert und Energie kann effizienter übertragen werden.

Um dies auch in allgemeinverständlicher Sprache auszudrücken, wurden viele Menschen dazu befragt. Die meisten davon beschreiben das neue Gefühl, welches sie durch Yoga erlangen, als eine Art innere Vibration oder als den bereits erwähnten Fluss. Somit kann man sagen, dass Yoga und die beinhalteten Übungen nicht unbedingt zur Energieerzeugung praktiziert werden sollten, da die Energie in jedem menschlichen Körper bereits vorhanden ist.

Yoga ist dafür da, diese vorhandene Energie zu aktivieren und schneller und flüssiger durch Ihren Körper zu transportieren, was über Milliarden von Zellen und Zellverbänden gelingt. Dieser Prozess lässt sich sogar messen, denn gerade Stress hat einen negativen Einfluss auf diesen Energietransport. So kann man ein positiv fließendes Energiesystem auch damit nachweisen, dass Stress durch Yoga gelindert wird und Ihre Mitochondrien eine gewisse Erholung erfahren.

Die Atmung

Die Atmung, welche in der Philosophie des Yoga Pranayama genannt wird, spielt eine wichtige Rolle und ist sowohl in der Theorie als auch in der Praxis von enormer Bedeutung. Dies ist nicht nur in dieser

Philosophie so, denn Atmung spielt generell eine übergeordnete Rolle und trägt zur Funktion aller Körperprozesse bei.

Die Luft, welche durch die Atmung in den Körper gelangt, ist also zur direkten Energieerzeugung da und kurbelt den Kreislauf an. Auch Blockaden, die sich in Ihrem Körper gebildet haben und einen Energiefluss unmöglich machen, können durch eine korrekte Atmung und durch eine Vielzahl an Atemübungen gelockert werden, sodass wieder ein gleichmäßiger Fluss entsteht. Die Yogalehre des Kundalinis beschäftigt sich außerordentlich oft mit der Atemintensität und der Durchführung, weshalb vor allem diese Yogasparte dafür prädestiniert ist.

Sicher haben Sie bereits von dem Begriff Chakra gehört. Yoga geht hierbei von mehreren Chakren im Körper aus, welche so viel wie einzelne Energiezentren darstellen. Insgesamt gibt es sieben Chakren in einem menschlichen Körper, welche vom Fuß bis hinauf ins Gehirn verteilt sind. Diese sieben Chakren sind für die Energieversorgung innerhalb des Körpers verantwortlich und können diese wiederum nur durch eine ausreichende Luftzufuhr und eine gewisse Atemtechnik erzeugen. Dabei ist auch eine geeignete Körperhaltung enorm wichtig, welche dafür verantwortlich ist, dass die Energie durch die Luft in die Chakren kommt und dann von unten nach oben im Körper verteilt wird.

Diese Chakren können natürlich auch belegt oder gestört werden. Gerade wenn Sie einen stressigen Alltag haben oder mit Ihren Gedanken ständig woanders sind und nicht bei der Sache, können nicht ausgelebte Emotionen und unnatürliche Bewegungsmuster dazu führen, dass Ihr Energiesystem nicht mehr richtig arbeitet, da es blockiert ist. Der Grund dafür können weiterhin auch unnatürliche Verhaltensweisen, verschiedene Belastungen und auch Gifte aus der Umwelt sein, doch durch das Praktizieren von Yoga können diese Blockaden gelöst und die Chakren geheilt werden.

Die Gedanken

Als letzten dieser vier Schritte erfahren Sie nun noch, welchen Einfluss Yoga auf Ihre Gedanken und damit natürlich auch auf Ihre Einstellung haben kann. Als letzte Folge aus diesem Prozess kann sich Yoga dann auch auf Ihre allgemeine Stimmung auswirken, im Klartext also darauf, wie Sie drauf sind, nicht nur auf der Arbeit, sondern auch im privaten Umfeld wie beispielsweise auf Familienfeiern oder Partys.

Die meisten Erfahrungsberichte zeigen, dass sich Menschen, die Yoga praktizieren, besser konzentrieren können als zuvor und sich darüber hinaus auch in einer besseren Grundstimmung befinden, was sich natürlich bei der Einstellung und beim Gemüt bemerkbar macht. Eine wohltuende Ausgeglichenheit ist dann vorprogrammiert und somit auch eine gesteigerte Effektivität der einzelnen Zentren Ihres Körpers, vor allem des Gehirns.

Mit einem ausgeglichenen Energiesystem können auch weniger Störfaktoren wie Krankheiten ein gesundes Bild zerstören und das sorgt wiederum für einen positiven Gemütszustand und gute Laune. In wissenschaftlicher Hinsicht sieht das Ganze in Ihrem Körper dann so aus, dass die Hormone Dopamin und Serotonin öfter und zahlreicher produziert und ausgeschüttet werden können. Durch diese Hormone ist Ihr Gehirn leistungsfähiger, wacher und schneller, was für Sie bedeutet, dass Sie sich länger und konzentrierter mit Dingen beschäftigen können und somit auch bessere Ergebnisse erzielen.

Auch hierzu wurde eine Studie durchgeführt, speziell ging es um die Wirksamkeit von Yoga auf die Stimmung eines Menschen. Dies wurde 2010 an der Universität Bosten untersucht. Hierbei wurden über 14 Wochen hinweg zwei Kontrollgruppen ausgewählt. Die eine Gruppe praktizierte in dieser Zeit regelmäßig Yogaübungen und die andere Gruppe tat nichts weiter. In dieser Zeit und auch danach wurden die Proband*innen vor allem auf ihre Fokusfähigkeit, auf ihre Laune und auf ihre Angst untersucht und verglichen.

Das Ergebnis der Studie war, dass die Gruppe, die Yoga praktizierte, in der Überprüfung deutlich besser abschnitt und besser gelaunt war. Darüber hinaus war bei dieser Gruppe auch der erhöhte Bestand des sogenannten GABA im Hirn besonders auffällig. Dabei ist GABA nichts Schlechtes, sondern gilt im Hirn als ein elementarer Botenstoff, um das Potenzial einer Depression oder von Angst zu verringern. In der Folge wird dabei öfter ein Gefühl von guter Laune und Wohlbefinden wahrgenommen.

Alles in allem kann man also durchaus ohne schlechtes Gewissen behaupten, dass Yoga eine Wirkung zeigt und diese These nicht einfach so aus der Luft gegriffen ist, sondern auch wissenschaftlich fundiert. Dabei ist der Einfluss auf ein körperliches Wohlbefinden und das reduzierte Potenzial von Krankheiten nicht von der Hand zu weisen. Unterstützt werden diese Studien auch von Millionen von Erfahrungsberichten, welche Yogis und Yoginis auf der ganzen Welt kundtun. Doch nicht nur ein Wohlbefinden ist das positive Resultat von Yoga, sondern auch eine gesteigerte Konzentration und damit die Möglichkeit, länger fokussiert zu bleiben.

Dennoch bleibt zusammengefasst zu sagen, dass man über die positiven Fakten von Yoga viel berichten und erzählen kann, dennoch macht Yoga nur Sinn, wenn man auch einen praktischen Nutzen davon hat. Negative Auswirkungen konnten bei Yogaübungen noch nicht festgestellt werden und trotzdem, die positive Wirkung erlangen Sie nur, wenn Sie Yoga nicht nur studieren, sondern auch lesen. Vor allem aus diesem Grund haben wir uns in diesem Buch nicht nur auf die Hintergründe und Theorien versteift, sondern gehen am Ende in einem großen Teil auch noch auf die Vielzahl der Yogaübungen ein. Nutzen auch Sie die große Anzahl der Möglichkeiten, die Ihnen Yoga schenkt.

Yoga und Stress

Nun sind wir im großen Kapitel über Yoga und Stress angelangt. Ein paar Kleinigkeiten haben Sie darüber bereits erfahren und so auch, dass Stress nicht unbedingt komplett beseitigt werden kann, vor allem nicht in unserer heutigen schnelllebigen Welt. Deshalb ist es umso wichtiger, zunächst diesen Umstand zu akzeptieren und dann Lösungen dafür zu finden, wie Sie Ihren Stress unter Kontrolle bringen können. Dafür ist Yoga eine mehr als geeignete Methode, welche Sie zu jeder Zeit und mit einem hohen Maß an Ausdauer einsetzen können. Nicht nur Yoga-to-go ist heute eine weitverbreitete Variante, sondern auch grundsätzliche Ansätze der Philosophie.

Warum den Stress überhaupt reduzieren? Das mag sich der oder die ein oder andere an dieser Stelle sicher fragen. Stress ist täglich präsent, nimmt er allerdings Überhand, so werden Sie Dinge in Ihrem Alltag tun, die Sie ohne Stress nicht so tun würden. Entspannung und Stress können nicht gemeinsam stehen, was bedeutet, dass Sie versuchen sollten, möglichst oft entspannt zu sein, um Stress gar nicht erst aufkommen zu lassen. Yoga eignet sich für diese Entspannungsübungen hervorragend.

Dabei ist stets wichtig zu erkennen, dass Stress nicht gleich Stress ist. Auf der einen Seite existiert der sogenannte Eustress, welcher als positiv gesehen werden kann. Diese Art von Stress brauchen Sie, denn er ist für das Überleben des menschlichen Wesens notwendig, da er die Weiterentwicklung fördert und jedes einzelne Wesen anspornt, Leistung, körperliche und geistige Anstrengungen zu meistern. Stellen Sie sich beispielsweise einen Sportler vor, der sich mental auf einen Wettkampf vorbereitet.

Hier entsteht definitiv eine Art von Stress, jedoch ist dieser positiver Natur und der Sportler kann sich durch diesen Eustress zu Höchstleistungen winden. Auf der anderen Seite steht jedoch der sogenannte Disstress. Hierbei entwickelt sich die Stressmenge im Körper zu sehr und ist schließlich zu hoch. Dabei ist der stressige Zustand nicht nur durch einen höheren Grad gekennzeichnet, sondern auch über eine längere Dauer und eine öfter auftretende Häufigkeit. Stress ist dabei immer subjektiv einzuschätzen und jeder Mensch betitelt Stress anders. So kann für den einen beispielsweise Kerzenschein eine pure Entspannung sein, bei anderen jedoch Angst vor einem Brand erzeugen.

Stress kann folglich nicht geleugnet werden und ist immer und überall zugegen. Grundsätzlich ist Stress eine nützliche und positive Funktion, die das Überleben des Menschen sichert. So meldet das Gehirn beispielsweise Gefahr, wenn sich eine Stresssituation entwickelt und bereitet den Körper dann auf Flucht oder Kampf vor. Dabei hat dieser Prozess auch physiologische Auswirkungen, denn sowohl die Muskeln als auch die Atmung ändern sich, spannen sich an und bereiten sich vor.

Falls Sie bereits eine Stresssituation bewusst erlebt haben, wissen Sie, wovon wir hier schreiben. Die Muskulatur im Körper verspannt sich, der Druck in der Brust erhöht sich für eine schnellere und flachere Atmung und der Druck im Magen erhöht sich ebenfalls. Der Disstress kann dabei auch positive Folgen haben. Haben Sie beispielsweise einmal in Ihrem Leben einen Kaktus in der Hand gehalten, so hat dieser durch das Stechen sicher Schmerzen ausgelöst. Der Disstress veranlasst Sie bis heute, dass Sie sich an diese Situation erinnern und keinen Kaktus mehr in die Hand nehmen würden.

Stress ist also nicht zu leugnen, sondern anzunehmen. Was in Ihrer Macht steht, ist, Situationen entweder mit Eustress oder mit Disstress anzunehmen, auch wenn das zunächst einfacher klingt, als es ist, denn vieles läuft auch unterbewusst ab. Doch in einigen alltäglichen Situationen können Sie sich selbst trainieren und entscheiden, welche Art von Stress Sie wählen.

Haben Sie beispielsweise eines Morgens die Bahn zu Ihrer Arbeit verpasst und verspäten sich deshalb, können Sie dieses Ereignis mit Disstress aufnehmen und sich grün und blau ärgern. Direkt wird dadurch auch Ihre Wirkung nach außen eine negative. Deshalb sollten Sie in solchen Situationen versuchen, die verpasste Bahn mit Eustress aufzunehmen und dem Ganzen etwas Positives abverlangen. Sie könnten die so entstandene Wartezeit beispielsweise nutzen, um sich auf ein eventuelles Meeting vorzubereiten oder sich eine Zeitung kaufen und sich mal wieder auf den aktuellen Stand bringen.

Für solche Situationen eignen sich auch Yoga-to-go-Übungen perfekt, um die innere Ruhe wiederzufinden. Dadurch könnten Sie zum einen etwas für Ihre Seele tun und ruhiger werden, und zum anderen etwas für Ihren Körper und vital in den Tag starten. Versuchen Sie einfach, die nun vorhandene Zeit positiv für sich zu nutzen.

DIE FOLGEN

Bevor wir zu weiteren Verbindungen und Lösungsansätzen von Yoga und Stress kommen, möchten wir Ihnen zunächst noch etwas über die Folgen von Stress erzählen. Denn nicht nur akut kann Stress nervend und kontraproduktiv sein, sondern langfristig können auch Stressfolgeerkrankungen entstehen.

Körperliche Folgen

Hierbei sind zunächst die körperlichen Folgen von Stress zu nennen. Diese sind alle, welche sich wirklich physiologisch bemerkbar machen. Somit können Sie sowohl äußerlich zu sehen als auch innerlich zu spüren sein. Für eine bessere Übersicht haben wir Ihnen die wichtigsten Auswirkungen als Liste zusammengefasst:

- Verspannungen und Schmerzen in Rücken, Nacken und Schultern

- Kopfschmerzen
- Migräne
- Sodbrennen, Völlegefühl, Magenschmerzen, Magengeschwür
- Ohrensausen (Tinnitus), Hörsturz
- Herz-Kreislauf-Erkrankungen
- Bluthochdruck
- Brustdruck
- zittrige Hände
- Verdauungsbeschwerden, Reizdarmsyndrom
- Allergien, Hautausschlag, Juckreiz
- Schlafstörungen
- Schwindelgefühle
- Haarausfall, spröde Haare
- Zahnerkrankungen wie Parodontose
- vermehrte Anfälligkeit für Krankheiten

Seelische Folgen

Auf seelischer Ebene sind die Auswirkungen nicht minder wichtig, dennoch sind sie nicht so klar zu definieren wie die Folgen auf der körperlichen Ebene.

Auch die Lösungsansätze sind meist individueller und somit greifen viele Menschen zu Alkohol, Drogen oder Medikamenten, um ihrem seelischen Stress zu entfliehen oder diesen von sich zu schütteln, was meist nicht gelingt. Stress lässt Sie als Menschen dünnhäutig werden, weswegen Sie sich dann schnell gereizt, genervt oder überfordert fühlen. Darüber hinaus lässt auch Ihre Konzentrationsfähigkeit nach und Sie werden vergesslicher. Langfristig kann das bis zu einer Depression oder zu einem Burn-out führen.

Genau an diesem Punkt setzt Yoga an und kann mit vielen positiven Effekten glänzen, sowohl auf der körperlichen als auch auf der seelischen Seite. Über die Vielzahl von geeigneten Übungen werden Sie im Laufe des Buches noch alles Wichtige erfahren. Wie bereits erwähnt, kann das Praktizieren von Yoga zu einem gesenkten Wert an Kortisol im Blut führen, was bedeutet, dass weniger Stress entsteht und in der Folge auch die Wahrscheinlichkeiten für Krankheiten wie Übergewicht, Bluthochdruck und Depressionen gesenkt werden können.

FATIGA URBANA

Wie gesagt, Stress ist da, ob Sie ihn wollen oder nicht, der Umgang damit ist entscheidend. Vielleicht haben Sie schon einmal vom Phänomen der Fatiga Urbana gehört, wodurch Stress gerade in einer urbanen Zone, also in einer Großstadt entsteht.

Fatiga Urbana bedeutet wörtlich übersetzt „urbana Müdigkeit“, was eben genau diesen Stress beschreibt. In der Stadt ist das Risiko um ein Vielfaches höher, in Stress zu geraten und ausgelaugt von der Arbeit nach Hause zu kommen. Dies hat verschiedenste Ursachen, klar ist jedoch, dass die Stadt an sich nichts für diese Misere kann, denn sie wird von Menschenhand erschaffen und gebaut. Menschen hatten die Pläne für die Städte dieser Welt und bauten sie so, dass sie für Straßen, Autos und Parkplätze ausgelegt sind. Meist spielen die Gebäude, Verbote und Regeln eine wichtigere Rolle in einer Stadt als der Mensch, der in dieser lebt, was eine gewisse Rücksichtslosigkeit darstellt.

Erst in den letzten Jahren ist gerade hier in Europa ein Umdenken geschehen, was sich nach und nach durchsetzt. Dazu muss man sagen, dass das Phänomen der Fatiga Urbana in Deutschland sowieso äußerst selten ist, da die Großstädte hierzulande nicht über fünf Millionen Menschen beherbergen. Schaut man jedoch in andere Länder und Städte wie beispielsweise Mexiko-Stadt oder in chinesische Großstädte, so trifft dieses Phänomen sicher häufiger zu. Hier sind die Städte meist nicht nach den Bedürfnissen der Menschen, die in ihnen leben, gebaut. Der Begriff Fatiga Urbana entstammt einem Buch von Taisen Deshimaru und wurde dann sogar von einem Architekten namens Jan Gehl benutzt. Dieser Architekt forderte bereits vor mehreren Jahrzehnten, dass eine Stadt nicht sich selbst überlassen werden sollte, sondern sich nach den Einwohner*innen richten und somit auch beispielsweise Autos aus der Stadt verdrängen sollte.

Es ist nachgewiesen, dass eine urbane Struktur, wie sie in einer Großstadt vorherrscht, den Stress eines Menschen erhöhen kann und das liegt nicht nur an der geringen Kapazität an Grünem und Natur. In einer Großstadt finden sich auch Charakteristiken wie beispielsweise ein hoher Lärmpegel oder eine extreme Feinstaubbelastung wieder. Darüber verlangt das Fortbewegen mit dem Auto eine erhöhte Konzentration, U- und S-Bahnen sind meist überfüllt und ein gewisser Termindruck setzt den Menschen zusätzlich unter Druck.

Auch die Nacht wird in Großstädten meist zum Tag gemacht und das nicht nur, weil Bars und Kneipen geöffnet haben, sondern auch weil die gesamte Zeit Licht vorhanden ist. Dadurch kann der sogenannte zirkadiane Rhythmus außer Takt gebracht werden und somit das Schlafverhalten negativ beeinflusst werden.

Nun ist natürlich die Frage, wie man diese Umstände ändern könnte, da unmöglich alle Großstädte dieser Welt einfach abgerissen und neu gebaut werden können. Hier helfen bereits kleine Veränderungen im Stadtbild. Beispielsweise sind Grünflächen als auch Parks eine beliebte optische Abwechslung in einer Stadt und bringen frische Luft und ein gewisses Maß an Erholungsmöglichkeit. Auch gewisse Wasserflächen können einer Stressreduzierung und entschleunigten Atmosphäre dienlich sein und nicht zuletzt das Pflanzen von Bäumen an Straßen gibt einer Stadt einen schöneren Anblick. Der positive Nebeneffekt ist die Relativierung hoher und massiger Gebäude, wodurch eine Entspannung im Menschen eintreten kann.

Dieses Thema ist seit einigen Jahren viel diskutiert und geht selbstverständlich auch mit dem der Umweltgerechtigkeit an sich einher. Hier stellt sich die Frage, wie Ressourcen nachhaltiger verteilt werden können und wie eine höhere Lebensqualität auch in Städten ermöglich werden kann – natürlich immer auf gesundheitlicher Basis betrachtet. Hierzu ist es elementar, dass man die Wechselwirkung zwischen dem Grad einer Urbanisierung, der sozialökologischen Umwelt und psychischer Gesundheit untersucht. Gerade chronische Müdigkeit und multiple Erschöpfungszustände sind hier im Fokus und vielleicht kennen auch Sie diese Zustände, wenn Sie in einer Großstadt leben. Dann werden Sie wissen, dass die Stressfaktoren, wie sie eben beschrieben wurden, definitiv existent sind und nicht einfach weggedacht werden können. Sie können daran also nichts ändern und müssen Ihre Sicht auf die Dinge austauschen und versuchen, mit den Stressfaktoren umzugehen.

Die Fatiga Urbana zu überwinden und die Lebenszeit aller Menschen wertvoller zu nutzen, benötigt viele Ansatzpunkte. Einer davon ist beispielsweise der, dass man öffentliche Verkehrsmittel ausbaut, sodass diese alle Menschen nutzen können, um auf die Arbeit zu kommen oder private Dinge unternehmen können, ohne in einem stressigen Verkehr festzustecken. Die Zeit, die man in öffentlichen Verkehrsmitteln zubringen würde, könnte man optimal zur Entspannung nutzen oder auch für ein Hobby wie beispielsweise Lesen.

Darüber hinaus kann man sich bereits hier auf Termine vorbereiten. Um sich zu entspannen, existieren sogar für eine solche Fahrt mit der U-Bahn diverse Yoga-Übungen, die Sie dort anwenden können und für den Tag wappnen. Auch das Hören von Musik oder einem Podcast ist somit vereinfacht. Währenddessen man im Auto ständig konzentriert sein muss und im schlimmsten Falle noch in einen lauten und stinkenden Stau gerät, ist es möglich, sich vollends zu entspannen und dabei aber denselben Weg zurückzulegen.

Die Quintessenz aus all den Überlegungen ist die, dass wir Menschen darüber nachdenken sollten, welche Dinge in unserem Leben eine Priorisierung erhalten sollten, um auf uns selbst zu achten. Natürlich sind Prioritäten hierbei individuell und so existieren Phasen im Leben, in denen der Freundeskreis eine absolute Priorität hat und man nach der Arbeit zusammensitzt – am besten natürlich irgendwo im schönen Grün. In diesem Fall richtet sich die Priorität meist auch auf einen geringen Lohn, um diese Vorzüge genießen zu können, gerade in den Fällen, in denen die jeweilige Stadt eine hohe Lebensqualität bietet. Denn dann entstehen hier auch hohe Lebenshaltungskosten. In manchen Lebensphasen liegen die Prioritäten wieder auf anderen Faktoren wie beispielsweise große Anschaffungen, die finanziert werden müssen. Dann ist wiederum ein hohes Gehalt notwendig und auch möglicherweise eine gewisse Distanz zur Familie.

Zusammengefasst sollen diese Beispiele dafür stehen, dass sich Prioritäten im Leben eines Menschen ändern können. Dessen sollten Sie sich bewusst sein, wenn Sie versuchen, mit Stress umzugehen. Seien Sie sich Ihrer eigenen Prioritäten stets bewusst, da Sie nur so auch etwas an einer gewissen Situation ändern können. Gerade die Fatiga Urbana können Sie somit als Folge von Stress sehr gut kontrollieren und im Griff halten. Auch wenn die Stadt Vorteile mit sich bringt, ein ruhigeres und entspannteres Leben ist sicher auf dem Land besser möglich. Aber wie bereits gesagt: Seien Sie sich Ihrer Prioritäten bewusst.

DIE INNERE EINSTELLUNG

Eine positive innere Einstellung ist unerlässlich für ein glückliches Leben, für die Bewältigung und Verarbeitung von Stress und auch eine gute Grundlage für das Praktizieren von Yoga. Sie macht genau das aus, was Sie zum Beispiel über Dinge denken und wie Sie darüber urteilen – oder eben auch nicht. Diese ist elementar für ein erfülltes, zufriedenes und eben auch glückliches Leben.

Ein natürlicher Feind dessen ist Stress und die dadurch folgenden inneren Unstimmigkeiten. Diese können so weit gehen, dass sie auch zu Schmerzen werden. Schmerzen nicht nur im seelischen Bereich, sondern tatsächlich auch als physische Verspannung, wodurch Ihr Wohlbefinden natürlich zerstört ist. In der Folge wird es äußerst schwer sein, sich noch anständig konzentrieren zu können oder gar wird Ihre Konzentration lediglich auf negative Dinge gelenkt. All das stört die innere Ruhe und damit auch Ihre positive Einstellung. Natürlich spielt Stress im Alltag dabei eine wichtige Rolle, doch häufig sind diese Phänomene ein Resultat aus unseren Kindertagen. Der Körper lernt hier auf Stresssituationen mit Verspannungen zu reagieren, was jedoch nicht bedeutet, dass dies ein Leben lang so sein muss. Denn wie der Körper lernt, kann er auch wieder verlernen und somit können solche Verspannungen mit den geeigneten Herangehensweisen auch wieder abgebaut und gelockert werden. Gerade durch regelmäßige Yoga-Übungen gelingt dies enorm gut.

Und keine Angst: Nur weil sich eine Verspannung über Jahre hinweg aufgebaut hat, bedeutet dies noch lange nicht, dass es Jahre dauert, um diese wieder abzubauen. Im Gegenteil, durch manche Yoga-Übungen können Sie tatsächlich eine Sofortwirkung erzielen, auch dann, wenn Sie gerade unterwegs sind und Ausführungen von Yoga-to-go-Übungen ausführen müssen.

Seien Sie sich selbst über Ihre Lage bewusst. Dazu können Sie sich folgendes Beispiel zu Gemüte führen: Im Prinzip ist die Lage so, dass Sie jeden Morgen aufstehen können und selbst die Macht über die Geschehnisse haben. Sie können sich also stets selbst die Erlaubnis geben, eine Entscheidung zu treffen oder eben nicht und wie Sie an dem jeweiligen Tag handeln oder eben nicht. Versuchen Sie sich dabei vorzunehmen, dass Sie auf so viele Umstände des Tages wie nur möglich entspannt reagieren und machen Sie sich dann klar, dass Sie es sind, der diese Entscheidung getroffen hat.

Ein weiterer Schritt für eine positive innere Einstellung ist das Nein-Sagen. Wenn Sie einmal in sich gehen, könnte es sein, dass Sie herausfinden, dass Sie es immer allen recht machen wollen. Dies ist für eine positive Lebenseinstellung nicht unbedingt hilfreich. Seien Sie dann ehrlich zu sich, es ist unmöglich, alle Bedürfnisse zu bedienen, geben Sie also auch Aufgaben ab und sagen Sie nein, ohne den Gedanken zu fassen, dass Sie die Kontrolle abgeben. Beiläufig ist dies eine Übung, die Sie auch dahingehend trainiert, anderen Menschen zu vertrauen. Gönnen Sie sich darüber hinaus auch öfter eine Pause, um neue Energie zu fassen, nur so können Sie auch ein hohes Maß an Produktivität an den Tag legen. Der letzte Punkt, den wir hier anführen möchten, ist das Multitasking, was von Ort zu Ort als positiv beschrieben wird. Multitasking fördert leider lediglich den Stress, den Sie sich dann selbst machen, da Sie viele Aufgaben gleichzeitig erledigen müssen. Eigentlich leuchtet das von vorneherein ein, dass es sich hierbei um eine stressbildende Tätigkeit handelt.

Denken Sie also daran, Sie haben die Macht darüber, wann und wie oft Sie sich in Stress versetzen und damit Verspannungen riskieren. Mit einem geringen Selbstwertgefühl steigt die Gefahr eines kontraproduktiven Verhaltens. Von einer positiven inneren Einstellung sind Sie dann meistens meilenweit entfernt, da der Geist und der Körper dafür frei von Verspannungen sein müssen. Neben Yoga-Übungen helfen hier auch andere Bewegungsabläufe wie beispielsweise Radfahren, Schwimmen oder Nordic Walking. Im Rahmen von Yoga ist dabei auch noch die Meditation zu nennen, welche eine äußerst hilfreiche Übung für Seele und Geist ist.

Grundhaltung zur positiven Einstellung

Wollen Sie hin zu einer positiven Grundeinstellung, so ist es unabdingbar, dass Sie diese auch üben müssen. Ohne regelmäßiges Training wird Ihnen dies nicht gelingen. Das Gute dabei ist, Ihr Trainingsort ist Ihr Alltag und jede Situation, die Sie sich vorstellen können. Im Folgenden werden Ihnen die wesentlichen Grundhaltungen erläutert, mit denen Sie zu einer positiven inneren Einstellung kommen können – vorausgesetzt, sie werden immer und immer wieder praktiziert.

Egal, was Ihnen an einem Tag widerfährt, Sie leben besser damit, die jeweilige Situation anzunehmen und zu akzeptieren. Das bedeutet nicht, dass Sie alles über sich ergehen lassen müssen, doch versuchen Sie Dinge, die von außen kommen, auch als solches zu sehen. Sie haben keinen Einfluss darauf und sollten sich deshalb auch nicht darüber aufregen.

Des Weiteren sollten Sie offen sein, offen für neue Dinge und Herangehensweisen. Auch wenn Ihnen ein Mensch unsympathisch erscheint, der Ihnen jedoch weiterhelfen kann, seien Sie genau dann offen für neue Erkenntnisse. Dies hilft meist für neue Perspektiven.

Versuchen Sie, über Menschen, Umstände und Situationen nicht zu urteilen, sondern analysieren Sie das Ganze nüchtern. Nur so können Sie einen neutralen Blick wahren und den tatsächlichen Mehrwert erkennen.

Vertrauen Sie auf Situationen und natürlich auch auf andere Menschen. Dies ist besonders wichtig, um Aufgaben abgeben zu können und sich so Zeit und Luft zu verschaffen.

Üben Sie sich darüber hinaus in Geduld. Nicht alles kann sofort und gleich erledigt werden. Erstens haben Sie kein Einfluss auf Dinge, die von außerhalb kommen und zweitens arbeitet jeder Mensch anders. Somit gilt es zu akzeptieren, dass Menschen für manche Aufgaben länger brauchen. Geduld erleichtert Ihnen hierbei vieles.

Versuchen Sie auch loszulassen. Nichts auf der Welt währt ewiglich und dessen sollten Sie sich auch bewusst sein. Meist geschieht durch das Loslassen etwas Zauberhaftes, denn nur dadurch können neue Perspektiven offenstehen und durch Sie entdeckt werden.

Denken Sie stets oder so oft es geht optimistisch. Es bringt nichts, sich stets das Schlechteste auszumalen, da Sie mit dieser Denkweise lediglich mit Problemen beschäftigt sind. Denken Sie an gute Dinge und positive Resultate und werden Sie dann lieber das ein oder andere Mal enttäuscht. Damit zusammen hängt auch die Lösungsorientierung. Optimistisch zu denken, bedeutet auch Lösungen suchen und finden zu wollen. Es ist wichtig, dass Sie hin zu Lösung und weg von den Problemen denken, eben optimistisch zu sein und nicht pessimistisch.

Regeln zur positiven Einstellung

Um sich an einer positiven inneren Einstellung orientieren zu können, wollen wir Ihnen vier Regeln an die Hand geben, die Sie für Ihren Alltag wappnen. Am besten suchen Sie sich also einen Ort aus, an dem Sie ungestört sind und eine Zeit, in der Sie kurz innehalten können. Ideal eignet sich dafür der Morgen, wenn Sie aufgestanden sind und Ihr Start in den Alltag kurz bevorsteht. Natürlich können Sie für die vier Regeln auch Ihre Mittagspause hernehmen, gerade dann, wenn Sie stressgeladen sind und das Gefühl haben, dies unter Kontrolle bringen zu müssen. In jedem Falle ist klar, dass Sie die vier Regeln zu jeder Tageszeit anwenden können, wenn Sie nur vollends dabei sind und sich diese auch wirklich eingängig vorsagen, denn in jeder Tages- und Lebenssituation stellen diese eine sinnvolle Orientierung und eine geeignete Leitlinie auf dem Weg zu Ihrer positiven inneren Einstellung dar.

Sagen Sie sich die folgenden Regeln also laut vor und verinnerlichen Sie sie. Die erste Regel besagt, dass die Person, die Ihnen begegnet, die absolut wichtigste in diesem Moment ist. Wohnen Sie dieser Situation mit Ihrer vollen Aufmerksamkeit bei. Die zweite Regel sagt, dass jeder Moment, in dem etwas beginnt, auch der richtige Moment dafür ist. Die dritte Regel steht für das Ende und macht deutlich, dass das zu Ende ist, was eben zu Ende ist. Die vierte und letzte Regel besagt, dass Sie alle Fähigkeiten besitzen, um Ihre persönlichen Ziele zu erreichen.

Denken Sie also positiv!

Der Einfluss der Achtsamkeit auf das Leben

Wollen Sie nach der Philosophie von Yoga leben, so gehört selbstverständlich nicht nur das Praktizieren von Übungen dazu, sondern auch eine Änderung oder Anpassung Ihrer gesamten Lebensweise. Natürlich bleibt es Ihnen selbst überlassen, inwieweit Sie sich ändern möchten. Der Weg zum Glück wird jedoch durch viele Inhalte dieser Philosophie ermöglicht. So ermöglich beispielsweise Achtsamkeit ein bewussteres Wahrnehmen einer Situation.

Hierbei kommt es vor allem auf das Innehalten an, wodurch Sie einen Moment oder eine Situation praktisch anhalten können und das Hier und Jetzt fühlen und wahrnehmen können, ohne eine eilige Reaktion zu zeigen. Zusätzlich kann man mit Achtsamkeit lernen, den alltäglichen und auch den akuten Stress besser zu kontrollieren, da man bewusst in einer Situation ist und alles wahrnimmt, was relevant ist. So lässt man Stress meist gar nicht erst aufkommen.

Egal, ob Sie momentan unter einer Krankheit leiden oder Sie einfach nur ständig müde sind und vom Arbeitsalltag geschafft, Achtsamkeit hat eine heilende Wirkung. Denn nur so können Sie ganz speziell auf den Moment eingehen und sich der wichtigen Dinge bewusstwerden. Und glauben Sie es ruhig, Sie können bei allem achtsam sein. Versuchen Sie sich vor einen Baum zu stellen und dabei achtsam zu sein. Hier könnten Sie beispielsweise die Rinde des Baumes genauer inspizieren oder kleinstes Getier entdecken. Dann leben Sie den Moment.

Wichtig ist lediglich, dass Sie das beachten, was Ihnen gerade im Blick ist und sich Ihrer Perspektive bewusst sind. So können Sie Freude wirklich überall entdecken und Ihren inneren Frieden finden. Achtsamkeit bedeutet also auch die Entwicklung eines gewissen Bewusstseins.

Um sich in diesem Charakterzug, also der Achtsamkeit, zu üben, können Sie in Ihrem Alltag versuchen, verschiedene Haltungen einzunehmen. Die Wichtigsten sind dabei eben Geduld, Respekt, Intention, Dankbarkeit und Akzeptanz. Diese Dinge sollten Sie dabei in Ihr Leben integrieren. Speziell die Akzeptanz ist eine wichtige Haltung, gerade gegenüber Dingen, die von außen auf Sie hereinprasseln. Akzeptieren Sie dabei Ihre eigene Wahrnehmung und die Gefühle, welche sich in Ihnen entwickeln. Akzeptieren Sie auch Ihre Reaktionen, Gedanken und Emotionen, wichtig ist jedoch, dass Sie sich selbst im Nachhinein analysieren. Nur durch die Akzeptanz können Sie hinterher darüber nachdenken, was Sie an sich selbst verändern möchten oder auch, was Ihnen an sich gefällt.

Ebenfalls wichtig ist diese Vorgehensweise bei der Einschätzung Ihrer Leistungsgrenze. Versuchen Sie dabei eine Art Vogelperspektive einzunehmen und diese Grenze wirklich objektiv einzuschätzen, nur so können Sie sich vor extremen Situationen schützen.

Die Haltung der Geduld hatten wir bereits zuvor beschrieben, hierbei ist es elementar, dass Sie jeder Veränderung Zeit geben. Durch Ihre Intention ist es Ihnen möglich, sich für einen Veränderungsprozess zu motivieren. So kann sie Ihnen dabei helfen, den Stress, den Sie erleben, zu kontrollieren und gelassener zu agieren. Zuletzt ist noch der Respekt eine wichtige Haltung, welche viele auch als eines der wichtigsten Werte bezeichnen. Gerade wenn man nicht nur an sich denkt, sondern an das Wertvolle einer Gesellschaft, ist Respekt unabdingbar. Eine Gesellschaft kann folglich nur existieren und überleben, wenn ein respektvoller Umgang der Bürger*innen inklusive Fairness, Achtung, Höflichkeit und Anerkennung vorhanden ist.

7 SIMPLE ÜBUNGEN FÜR ACHTSAMKEIT

Um sich selbst ein wenig in Form zu bringen und die eigene Achtsamkeit trainieren und weiterentwickeln zu können, können Sie sich die folgenden Übungen für den Alltag zu Herzen nehmen. Natürlich sind das keine Yoga-Übungen im Speziellen, jedoch bedeutet Yoga ja auch nicht immer körperliche Bewegung. Um sich in Achtsamkeit zu üben, eignen sich die folgenden Übungen absolut perfekt.

Die Gehmeditation

Egal, ob es draußen regnet oder ob die Sonne scheint, das Wetter sollte bei der Gehmeditation keine große Rolle spielen und beeinflussen können Sie es sowieso nicht. Bei dieser Form der Meditation beginnen Sie in dem Tempo Ihrer Wahl loszulaufen. Natürlich eignet sich hierfür ein Ort an der frischen Luft, haben Sie genug Platz in einem Gebäude, kann diese Art der Meditation jedoch auch dort funktionieren.

Wichtig ist lediglich, dass Sie zehn Minuten unterwegs sind und im immer gleichen Tempo laufen oder spazieren. Versuchen Sie dabei stets, sich Ihrer eigenen Umgebung und allem, was dazugehört, bewusst zu sein. Gerade die Luft, die in Ihr Gesicht weht, können Sie sehr gut wahrnehmen. Auch die Temperatur, welche gerade herrscht, können Sie erspüren und zusätzlich jede kleinste Bewegung Ihres Körpers, jeden Knochen in Armen und Beinen. Gehen Sie darüber hinaus stets mit freiem Blick in diesen zehn Minuten und versuchen Sie Dinge in Ihrer Umgebung neu zu entdecken und zu erspähen. Diese Zeit kann enorm wertvoll und entspannend für Sie sein und Sie werden schnell bemerken, dass das Laufen oder das Spazierengehen in diesen zehn Minuten mehr ist als nur ein gewöhnliches Gehen.

Den Körper durch Barfußlaufen wahrnehmen

Auch bei dieser Übung ist es nicht wichtig, wo oder wann Sie sie durchführen. Wichtig ist diesmal lediglich, dass Sie barfuß laufen sollten. Um eventuellen Verletzungen zu entgehen, bieten sich vor allem der Garten, aber auch die eigene Wohnung sehr gut an. Haben Sie einen eigenen Garten, so eignet sich dieser natürlich hervorragend, um viele Eindrücke zu sammeln. Doch auch in der Wohnung können Ihren Füßen unterschiedliche Eindrücke entgegenstehen. Somit sollten Sie dabei auch bewusst auf die Reaktionen Ihrer Füße und vor allem der Fußunterseite achten. Spüren Sie bewusst die Bodenart, ob Marmorboden, Parkett, Sand, Wiese oder feuchtes Gras. Wollen Sie weiter hinaus in die Natur, so können Sie diese Übung auch im Wald durchführen und sich den unterschiedlichsten Gegebenheiten eines Waldbodens aussetzen. Ihre Empfindungen werden Sie mit Sicherheit beeindrucken.

Dazu haben wir für Sie noch einen kleinen Tipp: Führen Sie diese Übung früh am Morgen durch und im Idealfall noch auf dem feuchten, kühlen Rasen Ihres Gartens, so tun Sie zusätzlich noch etwas für Ihr Immunsystem.

Die Walnuss

Ein eher witziger Name für eine Übung, dennoch ist sie äußerst effektiv, um Achtsamkeit zu trainieren. Sehen Sie hierfür die gesamte Welt in einer Walnuss.

Hierfür brauchen Sie zunächst ein Stück einer Walnuss, das Sie essen können, also keine ganze Nuss samt Schale, sondern lediglich das Innenleben. Nun sehen Sie sich dieses Innenleben ganz genau an und nehmen Sie wahr, welche Form dieses hat, welche Farbe und welche Oberfläche. Darauf riechen Sie an dem Innenleben der Walnuss, bis Sie es in Ihren Mund stecken und es mit Ihrer Zunge ertasten können. Nun schmecken Sie bereits etwas, mit dem Beißen auf die Nuss wird dieser Geschmack noch intensiver. Zerkauen Sie die Walnuss so lange, bis nichts mehr von ihr übrig ist.

Anschließend werden Sie überrascht sein, wie bewusst man etwas so Kleines verspeisen kann und wie viel man doch dabei erfahren kann. Alternativ können Sie diese Übung auch mit einer Rosine, einer Aprikose oder einem Pfirsich durchführen. Entdecken Sie so die Früchte Ihrer Wahl auf eine ganz neue Art und Weise.

Einfach mal nichts tun

Sie können nicht ständig versuchen, alles in Ihrem Leben zu geben und ständig weiterzukommen. Achtsamkeit zeichnet sich auch dadurch aus, einfach einmal innezuhalten. Versuchen Sie sich daher auch im Nichtstun, zumindest für fünf Minuten. Gerade heute sind das Leben und der Alltag extrem schnelllebig geworden und nicht nur deshalb scheint die Zeit wie im Fluge zu vergehen.

Wahrscheinlich kennen Sie dieses Phänomen sowohl von Ihrer Arbeitsstelle als auch aus Ihrem privaten Umfeld, da man heutzutage ständig mit Aufgaben und Verpflichtungen konfrontiert wird. Dabei kommen Sie oft selbst zu kurz und vergessen, sich selbst einmal etwas zu gönnen. Dabei ist keine Sache gemeint, die Sie erwerben können, sondern lediglich Zeit, in der Sie sich selbst wahrnehmen. Suchen Sie sich daher einen bequemen Platz, was auch der Bürostuhl sein kann und entspannen Sie für fünf Minuten im Sitzen oder im Liegen. Hören Sie dabei ganz bewusst in sich hinein und nehmen Sie wahr, was Sie spüren, was Sie denken, hören und riechen können. Fünf Minuten am Tag reichen Ihnen für diese Übung, mit der Sie sich selbst nie außer Acht lassen und komplett für sich sind.

Aufschreiben von Gedanken und Ideen

Ihnen gehen wahrscheinlich tagtäglich tausende Dinge durch den Kopf. Alles können Sie natürlich nicht aufschreiben und reflektieren, doch den ein oder anderen Gedanken könnten Sie am Ende eines Tages formulieren, dabei ist es nicht wichtig, wie elementar dieser Gedanke war. Praktizieren Sie dieses Vorgehen jeden Tag, so bringt dies dauerhaft eine klare Ordnung in Ihr Leben.

Dabei müssen Sie kein großes Tagebuch anlegen, in das Sie stets Ihren gesamten Tag eintragen müssen, dennoch eignet sich eine Art Heft, in dem Sie Ihren Tagesgedanken platzieren und so zu mehr Klarheit kommen. Jeder weitere Gedanke lässt Ihre Sammlung weiter wachsen, worüber Sie sich jeden Tag ein bisschen mehr freuen können. Zusätzlich machen Sie sich genau diese Gedanken und damit auch Ihre Gefühle bewusster.

Zur kleinen Unterstützung können Sie sich für diese Übung an einer entscheidenden oder wichtigen Örtlichkeit einen Stift und ein Heft bereitlegen, um genau dort immer wieder einen Gedanken zu fassen und niederzuschreiben. Mit einem solchen Ort ist beispielsweise der Frühstückstisch, das Auto oder das Nachttischchen gemeint. Sie sollten eben einmal am Tag dort hinkommen und den Gedanken dann stichpunktartig aufschreiben.

Neuentdeckung von alltäglichen Dingen

Je öfter Sie stumpf durch den Tag gehen, desto schneller werden die Dinge alltäglich und langweilig. Versuchen Sie also genau diese Dinge, die Ihnen täglich begegnen, neu zu entdecken und wertzuschätzen. Dies bezieht sich auch wieder darauf, Dinge aus einem anderen Blickwinkel zu betrachten und so eine neue und vielleicht bessere Perspektive einzunehmen. Beispiele hierfür sind die normalsten Dinge der Welt wie beispielsweise Geräusche, Handlungen oder Gerüche.

Diesen Dingen schenken wir täglich keine Aufmerksamkeit mehr und wir nehmen diese Umstände einfach nicht mehr genau wahr. Versuchen Sie, diese gewöhnlichen Dinge wieder neu zu entdecken und achten Sie nur darauf. Beginnen können Sie damit, dass Sie sich einmal selbst im Spiegel betrachten und dabei wirklich ins Detail gehen. Versuchen Sie dabei bis in Ihre Haarspitzen zu gehen und jedes Detail an Ihrem Körper zu analysieren.

Des Weiteren können Sie beispielsweise ein Holzbrettchen anfassen und genau wahrnehmen, wie sich dieses anfühlt. Zuletzt können Sie auch Geräusche, welche in Ihrer Wohnung tagtäglich vorkommen, genauer wahrnehmen und beispielsweise das Geräusch eines Wasserkochers vom Anfang bis zum Ende versuchen zu analysieren und zu erfassen. Es sind eben Kleinigkeiten, die uns im Alltag abhandengekommen sind und auch Farben, Temperaturen und Geräusche gehören dazu. Bei dieser Übung geht es genau darum. Entdecken Sie Ihr Leben und Ihren Alltag neu!

Ausmalen von Mandalas

Die letzte Übung in diesem Zusammenhang ist wieder etwas praktischer. Jedes Kind kennt das Ausmalen von Mandalas, doch auch für erwachsene Menschen kann diese Übung sehr beruhigend und inspirativ sein. Mandalas sind Bilder aus verschiedensten Formen, welche symmetrisch um einen Mittelpunkt angeordnet sind, wodurch ein stimmiges und beruhigendes Ganzes entsteht. Dabei sind lediglich Linien gezeichnet, welche in den Zwischenräumen Platz für Farben lassen.

Das Wort „Mandala" kommt ebenfalls aus dem indischen Bereich und bedeutet „vom Zentrum ausgehend". Für das Bemalen oder Färben der eben genannten Plätze zwischen den Linien können Sie sowohl Farbstifte als auch Sand verwenden. Natürlich ist die Anwendung von Sand etwas komplizierter. Die Muster und Vorlagen für die Mandalas gibt es im Internet kostenlos und auch eine Vielzahl an Malbüchern für Erwachsene können überall käuflich erworben werden. Achten Sie beim Ausmalen auf einen ruhigen Ort und nehmen Sie sich wirklich Zeit dafür, nur so können Sie die magische Wirkung dieser Übung voll ausschöpfen. Dabei ist es sehr wichtig, dass es bei dieser Übung nicht auf eine perfekte Ausmalkunst ankommt, sondern dass Sie in kreativer Art und Weise ausgeglichen werden und sich Ihre Sinne beruhigen.

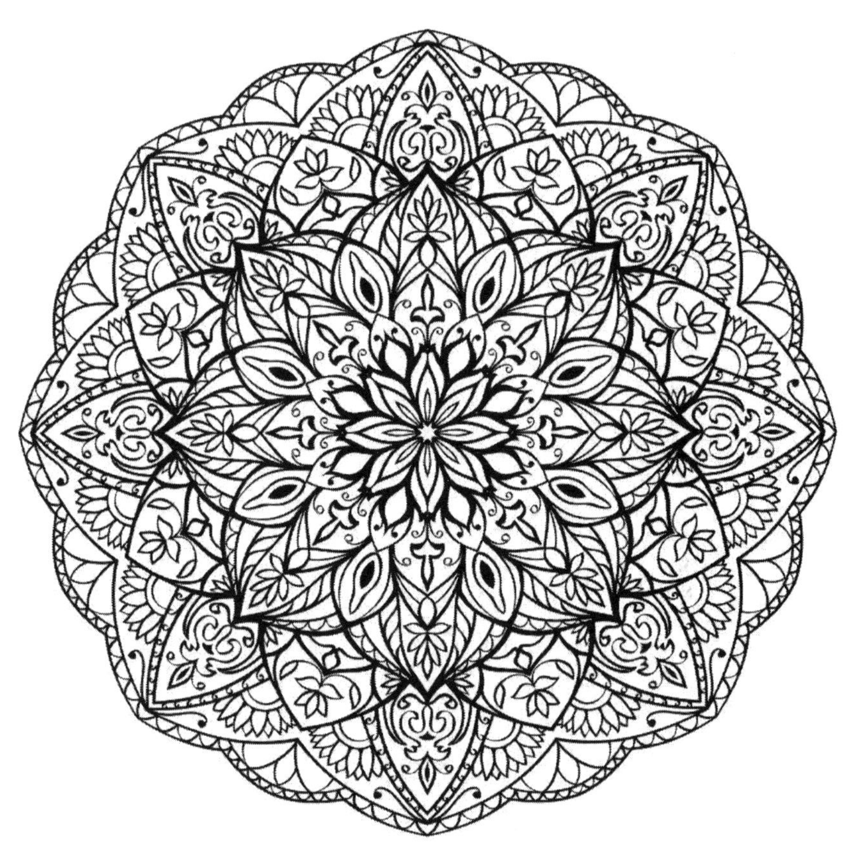

Das Ausmalen von Mandalas kann zu einem meditativen Zustand führen, welcher Ihnen eine totale Entspannung für Ihre Sinne schenken kann. Währenddessen gibt es nur das Mandala und Sie, wodurch Sie sich auch mit sich selbst beschäftigen und vielleicht neue Lösungen und Gedanken fassen können.

DANKBARKEIT

Auf Ihrem Weg zu mehr Gelassenheit und zu einem glücklicheren Leben ist die Dankbarkeit ebenfalls ein wichtiger Faktor, der ebenfalls geübt sein will. Hierbei gibt es durchaus spirituelle Zusammenhänge mit der Philosophie von Yoga. Eine der schwerwiegendsten Gemeinsamkeiten ist die Definition von Glück. Yoga lehrt uns, dass es nicht die äußerlichen Dinge sind, die uns auf Dauer glücklich machen. Geld, ein Haus oder ein einflussreicher Beruf können sicherlich für kurze Zeit das Gefühl von Glück hervorrufen, doch denken Sie dauerhaft, so können Dinge, welche von außen kommen, niemals ein glückliches Leben garantieren.

Warum das so ist? Ganz einfach, stellen Sie diese Äußerlichkeiten über innere Antriebe und Gefühle, so sind Sie nicht mehr von sich selbst abhängig, sondern von externen Einflüssen. Da Sie diese niemals voll und ganz kontrollieren können, kann eine solche materielle Abhängigkeit niemals zum Glück führen. Seien Sie sich also darüber bewusst, dass Ihr Weg zum Glück immer von innen kommen sollte.

Dankbarkeit ist dabei eines der inneren Ausdrücke, welches einen positiven Schritt in unserem Leben darstellt. Dabei ist bewiesen, dass Menschen zufriedener, optimistischer und eben glücklicher sind, wenn sie Dankbarkeit ausstrahlen und weitergeben. Dankbarkeit benötigt in unseren Köpfen stets einen Empfänger oder eine Empfängerin, weswegen Sie sich ganz einfach im Alltag darin üben können, Personen in Ihrem Umfeld dankbar zu sein. Gibt es keine Erklärung für Dinge, die Ihnen widerfahren, so können Sie noch zuletzt einer höheren Macht oder einer positiven Kraft dankbar sein. Somit wird alles in Ihrem Leben, was einst selbstverständlich war, besonders.

Ein weiterer Schritt hierbei ist, dass Sie damit aufhören, sich mit anderen Menschen zu vergleichen, sowohl in Ihrem engsten Umfeld als auch mit denen, die Ihnen fremd sind. Dabei kommen Sie zu oft in die Situation, dass Sie meinen, das Leben benachteilige Sie und infolgedessen schätzen Sie sich automatisch selbst nicht mehr wert. Dadurch entsteht nach und nach ein dauerhaftes Gefühl der Unzufriedenheit und Gereiztheit. Um dies zu verhindern, sollten Sie innehalten und sich stets daran erinnern, was Sie bereits von Ihrem Leben geschenkt bekommen haben. Üben Sie sich also in Dankbarkeit, um ein innerliches Gefühl der Harmonie zu erhalten und zu leben.

Einen treffenden Satz dazu hat Johannes Chrysostomos formuliert: „Ein reicher Mensch ist nicht der, der am meisten besitzt, sondern der, der am wenigsten braucht, und arm ist nicht, wer wenig hat, sondern wer viel begehrt."

Auch im Rahmen von Yoga existieren viele Dankbarkeitsrituale, um die innere Ausgeglichenheit zu finden und zu bewahren. Gerade über die meditative Schiene nimmt dies Einfluss auf das praktikable Yoga und hat im ersten Moment vielleicht weniger mit den klassischen Übungen und Trainings zu tun. Dennoch kann man auch in den verschiedensten Haltepositionen der Übungen in einen meditativen Zustand verfallen, wobei man sich auch in Dankbarkeit üben kann. Hierzu haben wir Ihnen drei Rituale verfasst, welche Ihnen als Anregung dienen sollen, Dankbarkeit in Ihr Leben zu integrieren.

Ritual 1

Wenn Sie in der Nähe eines ruhenden Gewässers wohnen, können Sie diese Umgebung nutzen. Auch ein Meer eignet sich dafür hervorragend, ein Fluss kann in natürlicher Umgebung auch geeignet sein. Gehen Sie dann zum Strand oder zum Ufer des jeweiligen Gewässers und verwurzeln Sie Ihre Füße fest am Boden oder gar in den Sand. Blicken Sie hinaus aufs Gewässer und seien Sie sich dessen Macht und Größe bewusst. Bei einem Meer können Sie sogar bis zum Horizont nichts anderes wahrnehmen als Weite und Tiefe. Diese Kraft setzt ein enormes Energiefeld frei und kann Energie sein, die auch Sie zu spüren bekommen, wenn Sie sich wirklich darauf einlassen. Erfahren Sie die Energie und sagen Sie laut: „Danke."

Ritual 2

Ist bei Ihnen kein geeignetes Gewässer in der Nähe oder leben Sie in einer Stadt ohne See oder Fluss, welche eine natürliche Umgebung aufweisen, so können Sie sich auch einfach den nächsten Wald suchen. Begeben Sie sich dann inmitten dieses Waldes und nehmen Sie dessen Weite wahr und die Energie, die diesen Wald umgibt. Dabei können Sie sich auch auf den Boden knien, um einen stabileren und innigeren Kontakt zum Waldboden und zum gesamten Wald zu erzeugen. Halten Sie inne und saugen Sie die ganze Energie, die Ihnen hier zur Verfügung steht, auf. Weiterhin können Sie einen Baum berühren oder diesen auch ansprechen und für den Schatten und die gute Luft danken, welcher dieser Ihnen spendet.

Ritual 3

Das dritte Ritual können Sie sehr gut in verschiedenste Yogaübungen einbauen. Seien Sie gerade dann dankbar. Somit können Sie eine dankbare Grundhaltung erlangen und diese in Ihren Alltag integrieren. Machen Sie sich dafür stets bewusst, wofür Sie aktuell dankbar sein könnten, und formulieren Sie dies auch. Dabei können Sie diese Gedanken natürlich auch aufschreiben, egal, wie klein oder unbedeutend die Dinge erscheinen, für die Sie dankbar sind. Gerade während des Praktizierens von Yoga lassen sich solche Gedanken äußerst gut fassen und Sätze sehr gut formulieren. Hierzu ein paar Beispiele:

- Ich bin dankbar, dass ich und meine Familie gesund sind.
- Ich bin dankbar, dass ich meine Meinung frei sagen darf.
- Ich bin dankbar, dass ich heute die Sonne und ihre warmen Strahlen fühlen durfte.
- Ich bin dankbar, dass ich gehen, lachen, weinen, sprechen, hören oder sehen kann.
- Ich bin dankbar, in einem Land ohne Terror und Krieg zu leben.
- Ich bin dankbar, keinen Hunger leiden zu müssen.
- Ich bin dankbar, dass ich jederzeit frisches Wasser trinken kann.
- Ich bin dankbar, dass ich heute einem Menschen Trost spenden konnte.

All diese Sätze und natürlich noch alle weiteren, die Ihnen einfallen, helfen Ihnen auf Ihrem Weg zu einer dankbaren und damit glücklichen Grundeinstellung. Sie müssen es sich nur oft genug sagen und es auch ernst meinen. Seien Sie dankbar!

LERNEN, GLÜCKLICH ZU SEIN

Durch die Dankbarkeit sind Sie auf einem guten Weg zu Ihrem Glück und einem Leben voller Lebensfreude. Weiterhin ist es wichtig, dass Ihr Leben einen bestimmten Sinn hat. Um also glücklich zu werden, benötigen Sie Sinn und Lebensfreude. Lebensfreude ist dabei der eher einfachere Teil, denn diese können wir schon durch kleine, glückliche Alltagsmomente erlangen und diese können auch äußeren Einflüssen unterliegen. Somit können Sie Lebensfreude durch die Betrachtung eines wunderschönen Sternenhimmels erlangen, einem Treffen mit Freunden, einem leckeren Essen, durch Tanzen oder durch Singen. All das fördert Ihre Lebensfreude und lässt Sie in diesen Momenten glücklich erscheinen. Den Sinn des Lebens zu entdecken, stellt hier dann jedoch einen komplexeren Teil dar.

Hierbei ist es wichtig zu erkennen, dass Ihre Sinne und Gedanken Sie formen. Was Sie denken, formt Sie und diese Einstellung legen Sie schließlich auch an den Tag. Sind Ihre inneren Einstellungen eher positiv oder negativ und welche Erfahrungen haben Sie im Laufe Ihres Lebens gemacht? Diese Frage beantwortet so Einiges über Ihr äußeres Wesen und Ihr Leben, denn Einstellung entscheidet mit darüber, ob Sie beispielsweise gesund bleiben oder krank werden. Daraus folgt, dass der Schlüssel zu einem glücklichen Leben Ihre eigene Einstellung dazu ist.

Gehen Sie mit offenen Augen und Sinnen durchs Leben, so werden Sie immer wieder feststellen, dass Ihnen Menschen begegnen, die Sie unzufrieden oder hilflos machen. So kann beispielsweise ein Handwerker eine schlechte Leistung erbracht haben oder eine Marktfrau könnte Ihnen schlechtes Obst eingepackt habe. Diese Situationen lassen Sie hilflos erscheinen und machen Sie sicherlich traurig. Das wirklich Gefährliche ist jedoch, dass Sie dabei denken, solchen Situationen nicht entgehen zu können und immer wieder schlechte Erfahrungen zu sammeln. Versuchen Sie in solchen Situationen stets das Positive zu sehen und sich nicht in die Position des Hilflosen drücken zu lassen.

Sehen Sie sie als Herausforderungen Ihres Lebens und versuchen Sie der Person gegenüber ein Lächeln ins Gesicht zu zaubern, auch wenn sie Ihnen etwas Schlechtes angetan hat. Nur so, durch das Setzen von Zielen, können Sie einen Sinn Ihres Lebens entdecken und zufrieden sein. Dabei ist es klar, dass Glücksmomente, die Sie natürlich auch eigenverantwortlich erzeugen können, Ihr Leben bereichern. Durch Yoga verfallen Sie in genau diese Momente, doch auch andere Bewegungsformen eignen sich dazu.

Hierzu könnten Sie beispielsweise einen Spaziergang unternehmen, weg von Ballungsräumen oder großer Zivilisation. Dabei können Sie alles um sich herum besser wahrnehmen und in einen meditativen Zustand verfallen. Durch all diese Empfindungen können enorme Glücksmomente entstehen. Ebenfalls kann das Überraschen anderer Menschen zu solchen Momenten führen.

Zuletzt könnten Sie sich ebenfalls noch Ihr eigenes persönliches Glücksheft basteln. Dazu können Sie beispielsweise Bilder, welche Ihnen im Alltag begegnen und positive Gefühle in Ihnen auslösen, ausschneiden und in Ihr Heft kleben. Hier können Bilder aus Zeitungen oder Magazinen herangezogen werden. Mit diesen Bildern können Sie in Ihrem Glücksheft dann praktisch einen Wegweiser erstellen, welcher Ihre Lebensziele und -träume bildhaft darstellt, egal, ob diese beruflicher, persönlicher oder gesellschaftlicher Natur sind.

Yoga und Ernährung

Wie bereits erwähnt, ist Yoga nicht nur ein körperlicher Akt, sondern beschäftigt sich auch mit geistlichen Dingen und ebenso mit der Umwelt, in der wir, die Yoga praktizieren, leben. Es ist also auch eine Art Lebensphilosophie, mit der man sich beschäftigen sollte, wenn man durch Yoga den Weg zum Glück und zur Gelassenheit finden möchte.

Somit ist auch die Ernährung hierbei ein wichtiger Punkt, da sich diese einerseits auf Ihren Körper auswirkt, andererseits auf Ihre Umgebung, denn nicht alles, was es in europäischen Supermärkten zu kaufen gibt, ist nachhaltig oder umweltschonend, im Gegenteil, eher sind es die meisten Lebensmittel nicht. Im Laufe der Zeit hat sich somit auch eine yogische Ernährung etabliert, welche einen gesünderen und nachhaltigeren Lebensstil garantiert. Im Speziellen verfolgt die yogische Ernährung die Ziele, einen gesunden Körper zu erhalten, einen klaren Geist und gutes Karma. Weiterhin lässt sich die Ernährung in vier verschiedene Sparten einteilen, Asteya, Saucha, Ahimsa und Aparigraha.

ASTEYA

Übersetzt man Asteya in unsere Sprache, so würde man sagen, dass man nicht stehlen soll. Dieses Prinzip kann man auch in die yogische Ernährung übersetzen. In Bezug darauf könnte man sagen, dass Sie einen fairen Preis für Ihre Lebensmittel zahlen sollten, sodass Sie dabei auch an die Produzent*innen und Erzeuger*innen denken und nicht nur an sich selbst.

Dabei geht es viel um beispielsweise nachhaltig produzierte und faire Milch, um südamerikanische und afrikanische Früchte und die globalen Verbindungen, welche dadurch knüpfen. Asteya steht für einen fairen Umgang mit Ihrer Umwelt.

SAUCHA

Saucha beschreibt in der indischen Sprachlehre das Prinzip der Reinheit und bezieht sich dabei sowohl auf das Innere des Menschen als auch auf das Äußere. Auch in der Ernährung spielt dieses Prinzip eine elementare Rolle. In diesem Zusammenhang beschreibt das Prinzip, dass Sie beispielsweise Lebensmittel in Bio-Qualität konsumieren sollten, um Ihren Körper, aber vor allem Ihre Umwelt weniger zu belasten.

Weiterhin akzeptiert Saucha zwar, dass sich Giftstoffe nicht vermeiden lassen, jedoch nur von außen. Auch Stress produziert Giftstoffe, welche der Mensch so schnell wie möglich beseitigen sollte und dies ist auch mit der richtigen Ernährung möglich. Beispielsweise durch sogenannte sattvige Getränke, wozu stilles Wasser oder Kräutertee gehören. Laut der indischen Lehre erleichtern diese Getränke es dem Körper, unerwünschte Substanzen loszuwerden.

Des Weiteren sollten Sie auf Ihren Körper vertrauen, da dieser weiß, was gut für ihn ist. Überspitzt könnte man also sagen, dass es Ihnen nichts bringt, wenn Sie gesunde Lebensmittel verzehren, es Ihnen damit jedoch schlecht geht. Wollen Sie also beispielsweise Ihre Ernährung umstellen, so sollten Sie dies langsam vonstattengehen lassen. Beobachten Sie Ihren Körper dabei äußerst genau und halten Sie fest, welche Nahrungsmittel wie verarbeitet Ihr Körper verträgt und welche nicht. Achten Sie dabei auch auf die Art, wie Sie Nahrungsmittel zu sich nehmen, denn gerade schnelles Essen kann schnell zu Magenproblemen oder dergleichen führen.

AHIMSA

Ahimsa steht in der indischen Lehre für Gewaltfreiheit, was im Zusammenhang mit Ernährung bedeutet, dass alle Lebensmittel, die Sie verzehren, gewaltfrei hergestellt oder produziert wurden. Für viele Yogis ist eine vegane oder vegetarische Ernährung selbstverständlich. Zumindest das bewusstere Essen sollte für jeden Yogi und für jede Yogini obligatorisch sein. Somit kann man versuchen, tierische Produkte einfach seltener zu verzehren und wenn, dann immer in Bio-Qualität. Dabei eignen sich beispielsweise Hülsenfrüchte, um tierische Produkte zu ersetzen, denn Eiweiße sind auch darin enthalten. Vor allem Mungbohnen haben äußerst hochwertige Eiweiße und werden häufig empfohlen. Um nochmals auf die Gewaltfreiheit zurückzukommen: Dies gilt selbstverständlich auch für die Produktion und Verarbeitung von Lebensmitteln und Zutaten. Somit könnten Sie beispielsweise darauf achten, saisonal und regional zu essen und einzukaufen. Nur so können Sie wirklich sicher sein, dass die Produkte fair entstanden sind.

APARIGRAHA

Aparigraha besagt, dass Sie nicht gierig sein sollten. Darüber hinaus bedeutet es auch, dass Sie niemanden ausnutzen sollten, und auch hier ist im Hinblick auf die Ernährung ein Fair-Trade-Siegel auf Lebensmitteln ein wichtiger Wegweiser. Am besten ist es immer, wenn Sie Ihre Lebensmittel direkt beim Erzeuger kaufen und dafür eventuell ein bisschen mehr Geld investieren müssen, jedoch sicher sein können, dass Sie etwas für sich und die Umgebung der nächsten Generationen getan haben.

Doch auch fair produzierte Produkte sollten Sie nicht gierig, sondern in Maßen konsumieren. Das Gegenteil wäre nicht nur respektlos gegenüber dem jeweiligen Tier oder Erzeuger, sondern kurzfristig kann das Schlingen und unbewusste Verzehren beim Essen auch zu

Verdauungsschwierigkeiten führen. Langfristig kann es dabei auch zu Übergewicht kommen.

Zusammengefasst ist es in der yogischen Ernährung weit verbreitet, dass auf Lebensmittel verzichtet wird, die Ihren Blutzuckerspiegel steigen lassen, um einen ausgeglichenen Pegel halten zu können. Darüber hinaus geht es dabei auch viel um Ihren Geist, Ihren Körper und darum, wie Sie diese beiden Komponenten optimal mit Nährstoffen versorgen können, vor allem mit welchen. Auch die Fairness und die Gewaltfreiheit steht im absoluten Mittelpunkt, wenn es um yogische Ernährung geht.

TIPPS

Unabhängig von den Lehren der vorderen Yogis und Yoginis haben wir Ihnen alle Theorien und Begrifflichkeiten noch einmal in fünf kurzen Tipps zusammengetragen, um Ihnen das Verständnis bei dem Ganzen ein wenig zu erleichtern. Im Prinzip ist es ja egal, wie welche Lebensweise heißt, wichtig ist, dass man weiß, was man möchte und was man durchziehen will. In den folgenden Tipps erfahren Sie alles, was Sie für eine yogische Ernährung benötigen und worauf Sie dabei achten müssen.

1. Trinken Sie ausreichend

Achten Sie darauf, dass Sie den Tag über genug trinken. Dabei ist es wichtig, dass Sie auch Wert darauflegen, was Sie zu sich nehmen. Am besten für Ihren Körper sind Getränke wie beispielsweise Wasser oder Tee. Davon wird empfohlen, zwei bis drei Liter am Tag zu trinken. Andere Getränke wie zum Beispiel Softdrinks enthalten sehr viel Zucker und sollten daher besser gemieden werden. Natürlich ist der Verzehr von Getränken auch davon abhängig, wie viel Betätigungen oder Sport Sie nachgehen. Dabei ist es wichtig, bei Ausdauersportarten auch kalorische Getränke zu sich zu nehmen.

2. Meiden Sie nährstoffarme Lebensmittel und die, die unbrauchbare Nährstoffe liefern

Nährstoffarme Lebensmittel bringen Ihrem Körper nichts, doch auch nährstoffreiche Lebensmittel können viele Giftstoffe enthalten, die Ihrem Körper eher schaden. Dazu gehören unter anderem die eben erwähnten Softdrinks, Süßigkeiten oder Fast Food. Auch wenn diese aufgrund von Geschmacksverstärkern sehr gut schmecken, sollten Sie davon eher Abstand nehmen, da sie oft keine wertvollen Nähr-, Mineralstoffe oder Vitamine besitzen. Zwar beinhalten diese Produkte viel Energie, doch diese benötigen Sie lediglich in sportlichen Phasen als Nachschub.

Grundsätzlich sollten Sie für Ihren Alltag darauf achten, dass Sie Industriezucker meiden oder sparsam konsumieren und auch Lebensmittel, in denen viele tierische Fette enthalten sind. Diese beinhalten dann die sogenannten gesättigten Fettsäuren, welche sich negativ auf Ihren Cholesterinspiegel auswirken. Genauer wollen wir in diesem Buch nicht auf eine gesunde Ernährung eingehen, da das wirklich noch einmal ein Thema für sich ist.

3. Lesen Sie die Inhaltsangabe der Lebensmittel, die Sie kaufen

Bevor Sie sich auch im Bereich Ihrer Ernährung mit der Philosophie von Yoga beschäftigen wollen, sollten Sie sich zunächst ein wenig über Nahrung und die möglichen Ergänzungsmittel informieren. Aller Anfang ist schwer und die Umstellung der Ernährung sollte ein Prozess sein, der nicht von heute auf morgen erledigt ist. Nach dem Einlesen in das Thema sollten Sie dann bei jedem Einkauf versuchen, die Inhaltsstoffe der jeweils gekauften Lebensmittel zu erfragen oder durchzulesen. Hier können Sie bereits erkennen, ob das Produkt für Ihren Körper Nutzen bringt oder nicht und sollten definitiv alle Bereiche kritisch hinterfragen, von den Inhaltsstoffen bis hin zur Produktionsweise. Dabei sollten Sie vor allem Wert darauflegen, welche Zusatzstoffe, Geschmacksverstärker oder Lebensmittelfarben im Produkt verarbeitet wurden.

Wenn Ihnen eine nachhaltige und gesunde Ernährung wichtig ist, dann sollten Sie auch immer darauf achten, dass all Ihre Lebensmittel möglichst naturbelassen sind. Zu Beginn kann dieser Aufwand beim Einkauf verständlicherweise einiges an Zeit in Anspruch nehmen, doch bereits nach einigen Wochen werden Sie genau wissen, was Sie kaufen wollen und welche Inhaltsstoffe in welchen Produkten enthalten sind. Dann müssen Sie auch nicht mehr auf jeder Packung das Etikett lesen.

Um Ihnen die Erkenntnis der Inhaltsstoffe zu erleichtern, empfehlen wir Ihnen, dass Sie so oft wie möglich selbst kochen, um genau zu wissen, was in Ihrer Nahrung enthalten ist. Versuchen Sie ein wenig zu reduzieren, etwas zu essen, was Sie nicht kennen oder zumindest, wo Sie die Inhaltsstoffe nicht kennen. Ein weiterer Anhaltspunkt auf einem Etikett ist die Länge der aufgeführten Liste. Wenn diese sehr lang ist, so spricht das für eine intensive Verarbeitung der Lebensmittel und sollten daher gemieden werden. Natürlich trifft das nicht auf alle Lebensmittel zu, denn auch Vollkornnudeln können ein wichtiger und gesunder Energielieferant sein, auch wenn diese industriell verarbeitet wurden.

4. Ernähren Sie sich vollwertig

Eine vollwertige Ernährung hingegen bringt Ihren Körper in Schwung und kann Sie nachhaltig stärken. Lebensnotwendige Nährstoffe sind dabei überall zu finden, so beispielsweise in natürlichen und unverarbeiteten Lebensmitteln. Dazu gehören im Speziellen Obst, Gemüse, Vollkornprodukte und Eiweiß. Bei Obst entsteht der vollständige Wert dann, wenn es unerhitzt und roh verspeist wird. Versuchen Sie sich als Unterstützung einen Speiseplan für die Woche zurecht zu legen und ernähren Sie sich dann vielseitig, ausgewogen und bevorzugen Sie Getreideprodukte aus Vollkorn.

Auch Kartoffeln und Hülsenfrüchte wie beispielsweise Erbsen, Linsen oder Bohnen sind sehr gesund und können auch regional bezogen werden. Auch das Thema Fett haben wir hier bereits kurz angeschnitten. Achten Sie darauf, dass Sie gesunde und hochwertige Fette benutzen. Solche Fette sind zum Beispiel kaltgepresste und unraffinierte Öle, vor allem Olivenöl hat diese Eigenschaft, darüber hinaus auch Nüsse. Ihre Gerichte für den Tag können Sie auch immer aufwerten, wenn Sie mit frischen Kräutern kochen und Salz sparsam verwenden.

5. Entdecken Sie sich neu und damit auch neue Lebensmittel

Gerade in den letzten Jahren hat sich in der Lebensmittelbranche enorm viel verändert und in den letzten Jahren sind viele neue und nachhaltige Produkte entstanden. Gerade im Vergleich zu den Jahrzehnten davor ist man heute viel kreativer geworden und somit ist es mittlerweile ein Leichtes, altbewährte Lebensmittel vom persönlichen Speiseplan zu nehmen und diese durch Neues zu ersetzen und auszuprobieren.

Zu den Klassikern dieser neuen Nahrungsmittel gehören beispielsweise Quinoa, Amaranth, Couscous, Süßkartoffeln, Chia-Samen oder Goji-Beeren. Noch vor wenigen Jahren kannten nur wenige diese Lebensmittel, die einerseits neue Geschmacksstoffe in unsere Kultur bringen, aber auch wirklich gesund sind. Deshalb müssen Sie sich vor neuen Lebensmitteln nicht fürchten, sondern sollten offen für Neues sein, auch wenn Sie Namen oder Bezeichnungen nicht kennen. Gehen Sie allgemein in der Geschichte zurück, so existieren viele Gemeinsamkeiten zwischen der Ernährung der alten indischen Kultur und dem modernen, gesunden und nachhaltigen Lebensstil. Die Ernährung ist vielfältig, eben wie Yoga selbst, und jedes Individuum kann seinen Bewegungs- und Trainingsplan genauso zusammenstellen wie den Ernährungsplan und so handeln, wie es für einen selbst gesund ist. Dabei können Sie bereits erkennen, dass es die eine Yoga-Ernährung nicht gibt, sondern dass lediglich Anhaltspunkte existieren, an denen Sie sich orientieren können.

Nützliches Equipment

Yoga ist – wenn man es als Bewegungseinheit betrachtet – sehr günstig, da man sich keine großen Sportgeräte wie ein Fahrrad oder Laufschuhe zulegen und auch keine teuren Beiträge in einem Fitnessstudio zahlen muss. Im Prinzip kann man Yoga einfach so praktizieren, ohne irgendetwas dafür zu benötigen.

Dennoch wurden im Laufe der Jahre einige Übungen entwickelt, welche bestimmte Gegenstände voraussetzen und auch um die ein oder andere Yogaeinheit komfortabler zu gestalten, existieren diverse Unterstützungsmaterialien. Je nachdem, wie Sie sich fühlen, können Sie sich für das Zubehör entscheiden. Im Folgenden wollen wir Ihnen ein paar Tipps zum richtigen Zubehör an die Hand geben.

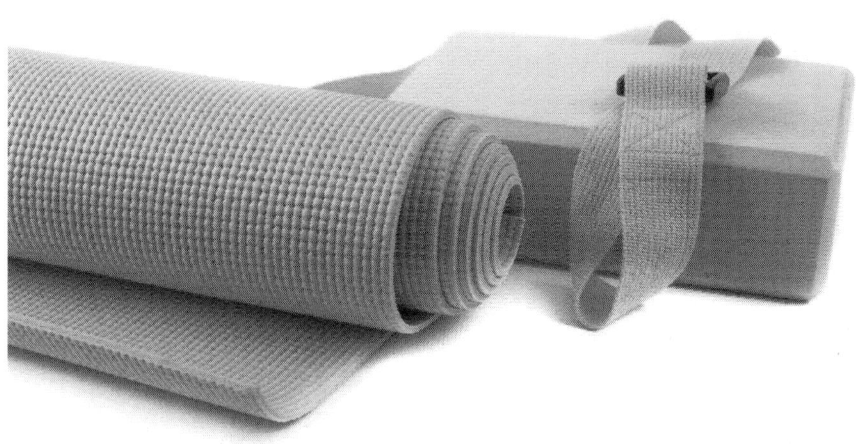

DIE YOGA-MATTE

Heute würde man sagen, dass ohne Yoga-Matte keine Übung mehr durchzuführen ist. Das ist natürlich übertrieben und natürlich können Sie Yoga durchführen, wie Sie wollen. Dennoch ist die Popularität der Yoga-Matte in den letzten Jahren und Jahrzehnten enorm gestiegen, da sie einfach den Komfort während der Übungen erhöht. Ein indischer Mönch würde dabei nur den Kopf schütteln, da dieser die Übungen nicht selten auf hartem Beton ausübt, doch Sie wollen ja nicht nur Ihrer Seele, sondern auch Ihrem Körper etwas Gutes tun und deshalb ist die Yoga-Matte sicher eine Anschaffung, welche sehr sinnvoll ist.

Beim Kauf einer Yoga-Matte sollten Sie vor allem beachten, dass diese rutschfest ist und es sich wirklich um eine Yoga-Matte handelt. Es existieren im Handel auch Matten, welche eher an eine gemütliche Matratze erinnern. Zur Ausübung von Yoga eignen sich diese jedoch aufgrund des unsicheren Stands nicht. Ist es Ihnen möglich, so sollten Sie die Hände von Yoga-Matten aus PVC lassen, da diese eher negative Rezensionen erhalten haben. Hier stört zwar meist nur der Geruch, jedoch ist das gerade bei meditativen Übungen ein eindeutiges Ausschlusskriterium.

Das beste und geeignetste Material für eine Yoga-Matte ist der sogenannte Naturkautschuk. Dieses Material stellt mittlerweile einen sehr professionellen Standard dar, jedoch müssen Sie dafür auch ein bisschen tiefer in die Tasche greifen. Sie sollten aber bedenken, dass Sie eine solche Yoga-Matte sehr lange nutzen können und sich daher jeder Cent lohnt, um bei den Übungen auch völlig im Hier und Jetzt sein zu können.

DER YOGA-BLOCK

Mit einem Yoga-Block wird Ihnen die praktische Ausführung der verschiedenen Yoga-Übungen ebenfalls deutlich erleichtert. Einer der

Hauptzwecke dabei ist es, dass Sie den Boden näher an sich heranholen können. Dies hilft natürlich nicht bei allen Yogaübungen, jedoch bei vielen. So können Sie beispielsweise bei einer stehenden Vorwärtsbeuge die Beine und Arme durchstrecken. Zu den speziellen Arten von Übungen wird Ihnen in einem gesonderten Kapitel alles Wichtige erklärt. Darüber hinaus können Sie mit einem Yoga-Block nicht nur den Boden näher an sich heranholen, sondern auch Ihren eigenen Sitz erhöhen. Dies ist vor allem bei einer geschwächten Rückenmuskulatur sehr hilfreich, da der Sitz auf dem Block eine leichtere Aufrichtung der Wirbelsäule ermöglicht und Sie so in einer gesünderen Haltung sitzen. Einen Yoga-Block kann man weiterhin unter die Hände legen und den Sprung in den Sonnengruß üben, da die Arme praktisch verlängert werden.

Wichtig dabei ist nur, die Qualität des Yoga-Blocks zu beachten, da sich ein Exemplar mit geringer Qualität je nach Übungsintensität sehr schnell abnutzt. Geeignet sind daher vor allem Yoga-Blöcke aus Kork oder Holz, diese sind zum einen langlebiger und geben darüber hinaus auch noch mehr Halt und sind stabiler.

DER YOGA-GURT

Yoga-Matte und Yoga-Block sind einer breiten Öffentlichkeit definitiv bekannt und auch jemandem, der sich weniger mit Yoga beschäftigt. Der Yoga-Gurt ist da schon ein unbekannteres Utensil, welches während des Praktizierens von Yoga benutzt werden kann. Dennoch gehört er bei den meisten Yogis und Yoginis zur absoluten Grundausstattung, um wirklich eine breite Vielzahl an Übungen abarbeiten zu können.

Gerade wenn Sie mit Yoga beginnen, ist ein Yoga-Gurt sehr empfehlenswert, da es eventuell sein kann, dass das Dehnungsvermögen Ihrer Sehnen und Bänder eher gering ist. Solche Gurte sind daher äußerst hilfreich, wenn Ihr Körper eben nicht dehnbar genug für die ein oder andere

Übung ist und Sie deshalb ein wenig Strecke überbrücken müssen. Dies kann der Fall sein, wenn Sie bei einer Übung Ihre Arme um den Körper schlingen müssen und diese ineinander verknoten sollen. Dann kann bei einer gewissen Ungelenkigkeit ein Yoga-Gurt als Überbrückung dienen.

Ebenfalls hilfreich ist der Yoga-Gurt bei Balanceübungen, bei denen Sie Ihr Gleichgewicht unter Kontrolle haben müssen. Dabei muss beispielsweise ein Bein nach vorne gestreckt werden. Wenn Sie dabei einen Yoga-Gut in einer bestimmten Länge um Ihre Beine oder Arme ziehen, kann dieser möglicherweise auch Ihren Rücken oder betroffene Gelenke wie beispielsweise das Knie schonen. Natürlich könnte man nun denken, dass man ja eigentlich ohne Hilfe auskommen möchte, doch der Yoga-Gurt erinnert Sie immer daran, Ihre Körperteile selbst aktiv zu halten.

Beim Kauf eines solchen Gurtes sollten Sie lediglich darauf achten, dass der Verschluss im besten Falle aus zwei Metallringen besteht, da dabei ein höherer Zug ausgehalten werden kann.

DIE PRAKTISCHSTE TRAININGSBEKLEIDUNG

Wie Sie sicher wissen, geht es bei Yogaübungen auch viel um das Dehnen des Körpers und das Halten von Positionen. Dabei liegt natürlich auf der Hand, dass hier auch die Kleidung eine entscheidende Rolle übernimmt. Klar ist, dass Sie klassische Yogaübungen nicht in Alltagskleidung wie beispielsweise Jeans oder Hemd absolvieren sollten.

Ihre Kleidung sollte also definitiv flexibel sein, um weite Bewegungsabläufe zu ermöglichen, scheuen Sie deshalb nicht davor zurück, die Kleidung beim Kauf auch einmal anzuprobieren und ein Paar Dehnübungen durchzuführen. Während der Übungen sollte die Kleidung ebenfalls nicht stören. Damit ist gemeint, dass es unvorteilhaft ist, wenn Sie ständig Ihr Hosenbein hinunterziehen müssen oder Ihr T-Shirt richten müssen. Daher bietet sich vor allem enge Kleidung, welche sehr elastisch ist, gut an und auch für Männer sind enge Hosen definitiv empfehlenswert. Achten Sie darauf, dass der jeweilige Schnitt der Kleidung auch zu Ihren Proportionen passt, und versuchen Sie wenn möglich Reisverschlüsse zu vermeiden. Um Ihnen ein Beispiel zu geben, wollen wir Ihnen ein perfektes Yogaoutfit präsentieren: Hierzu gehören eine Yoga-Hose, ein Yoga-Shirt und bei Bedarf auch Yoga-Socken oder -Schuhe. Viele Yogis und Yoginis praktizieren die Übung eher barfuß, doch gerade in den kalten Jahreszeiten sollten Sie hier auch auf Ihre Gesundheit achten und Socken anziehen. Geeignete Yoga-Socken sind atmungsaktiv und möglichst rutschfest. Zur Entspannung nach den Übungen sollten Sie sich darüber hinaus noch einen dünnen Pullover zulegen.

Grundsätzlich ist Yoga-Kleidung nicht unbedingt teurer als andere Sportkleidung, jedoch steigen bei erhöhter Qualität natürlich auch die Preise. Dabei gilt es, bei Yoga nicht nur auf die Übungen zu achten, sondern auch auf den Lebensstil. Daher sollten Sie darauf achten, dass Ihre Yoga-Kleidung gewaltfrei und ohne menschliche Ausbeutung produziert wurde und fair im Hinblick auf Bezahlung und in Bezug auf die Umwelt. Aus diesem Grund können Sie auf Kleidung aus natürlichen Stoffen wie beispielsweise Bio-Baumwolle, Bambus oder Leinen achten. Heutzutage werden jedoch auch synthetische Stoffe nachhaltig produziert und somit bieten sich auch solche Materialien an.

Zusammengefasst sollten Sie also auf Kleidung achten, welche dehnbar, atmungsaktiv, rutschfest, umweltfreundlich und nachhaltig produziert wurde.

DAS MEDITATIONSKISSEN

Das Meditationskissen gehört definitiv zu den bequemeren Utensilien, welche Sie zusätzlich für Ihre Yogaübungen benötigen könnten. Das besagt bereits die Zusammensetzung aus den Wörtern Meditation und

Kissen, beide stehen für eine entspannte Phase. Dabei sind Ihren Vorlieben keine Grenzen gesetzt, da es Meditationskissen in jeglichen Farben und Größen gibt. Doch wozu genau dient es eigentlich? Gerade wenn Sie erst in die Kunst von Yoga und in die Übungen einsteigen wollen, fällt es Ihnen anfänglich vermutlich schwer, einen geraden Rücken zu bilden, erst recht, wenn Sie längere Zeit mit gekreuzten Beinen sitzen müssen. Um eine korrekte Haltung im Lotussitz zu ermöglich und unterstützend auf die Wirbelsäule zu wirken, bietet sich ein solches Meditationskissen hervorragend an.

Doch nicht nur als Anfänger profitieren Sie von einem Meditationskissen, denn auch Fortgeschrittene nutzen dieses in verschiedenen Übungen und – wie es der Name schon sagt – für Meditationen. Dabei existieren viele verschiedene Ausführungen solcher Kissen, runde und ovale Formen, eine Art Rollenform oder ein Meditationskissen in Form eines Rechtecks. Auch ein Halbmondkissen gibt es auf dem Markt, welches den Vorteil hat, dass es nach vorne hin eine Öffnung hat und Sie somit Ihre Füße im Lotussitz ganz nah an Ihren Körper heranführen können. Die Kissen in Rollenform empfehlen sich eher für Dehnübungen, sind jedoch – genau wie die runden oder ovalen Kissen – auch zur Stärkung der Wirbelsäule geeignet. Bei der Füllung gilt es ebenfalls auf Qualität und Nachhaltigkeit zu achten. Nachhaltig sind hierbei Füllungen aus Hirsespreu, Buchweizenschalen oder Dinkelspelzen. Achten Sie darauf, dass die Kissen eine gewisse Bio-Qualität aufweisen und dass diese fair produziert wurden. Somit leben Sie wiederum auch die Philosophie von Yoga.

DIE AKUPRESSUR-UNTERLAGE

Die Akupressur-Unterlage ist wohl das Utensil, was am unbekanntesten ist und auch am wenigsten verwendet wird. Eine solche Unterlage oder auch Matte ist mit vielen tausenden Massagepunkten ausgestattet, welche meist auch nachhaltig produziert beziehungsweise recycelt wurden. Durch das Treffen solcher Massagepunkte auf Ihren Körper werden sogenannte Energiepunkte getroffen und dadurch der Energiefluss in Ihrem Körper angeregt. Dabei ist eine solche Unterlage keinesfalls Pflicht bei der Ausübung von Yoga, dennoch können Sie mit dieser Ihre persönlichen Übungen erweitern, auch wenn es um Fitness geht.

Auch das Entspannen auf einer solchen Matte kann wunderbar gelingen und ebenfalls bei Linderung von Schmerzen und Verspannungen hilfreich sein. Umgangssprachlich wird eine Akupressur-Unterlage auch Nadelmatte genannt, da die Massagepunkte meist nadelförmig nach oben zeigen. Dabei kann es am Anfang auch etwas schmerzhaft wirken, wenn Sie sich darauflegen. Der positive Effekt ist jedoch die Anregung der Durchblutung und diese führt wiederum zu einem leichten Kribbeln, welches wohltuend wirkt. In der Folge werden nachweislich Glückshormone ausgeschüttet und somit eignet sich eine solche Matte auch als eine Maßnahme gegen Stimmungsschwankungen und Angstzustände. Auch Atembeschwerden, Verdauungsprobleme, Schmerzen allgemeiner Art und sogar Depressionen können damit behandelt werden, weswegen Ihre Leiden mit einer solchen Matte schnell der Vergangenheit angehören können.

Gerade als Anfänger*in ist die Anwendung einer Akupressur-Unterlage mit Vorsicht zu genießen und Sie sollten sich definitiv langsam an die Sache herantasten. Um sich an die spitzen Nadeln zu gewöhnen, eignet es sich, für die ersten Male ein T-Shirt zu tragen, um eine Zwischenschicht zwischen Haut und Nadeln zu erzeugen. Geben Sie Ihrem Körper also Zeit, sich an die spitzen Massagepunkte zu gewöhnen und Sie werden den Nutzen einer solchen Matte erfahren.

DAS YOGAWHEEL

Ein Utensil, was Sie definitiv nicht unbedingt benötigen, ist das sogenannte Yogawheel. Lediglich für ausgefallene Übungen kommt dieses ab und zu zum Einsatz. Wie es der Name bereits sagt, handelt es sich hierbei um ein Rad oder eine Art Reifen mit etwa 30 Zentimetern Durchmesser und 13 Zentimetern Breite. Meist ist der Reifen aus Kunststoff und außen mit einer Gummischicht überzogen, was für einen gewissen Halt sorgt. Wie auch der als Nächstes beschriebene Yoga-Stuhl ist das Yogawheel definitiv ein Utensil, was den Spaßfaktor beim Yoga ordentlich in die Höhe treibt, da es rollt, wackelt und anfangs äußerst ungewohnt im Gebrauch ist. Der positive Nebeneffekt dabei ist, dass Sie mit einem solchen Reifen auf jeden Fall noch eine sportliche Komponente in Ihren Übungen haben und schon fast ein wenig Leichtathletik betreiben. Auch dieses Gerät ist letztendlich für einige Rückenübungen sehr ratsam, da es nochmals eine neue Komponente in das Praktizieren von Yoga bringen und weitere Impulse für Körper und Geist setzen kann.

DER YOGA-STUHL

Natürlich ist der Yoga-Stuhl keine Plicht, um Yogaübungen auszuführen und erst recht nicht, um die Philosophie in das eigene Leben zu bringen, dennoch ist er ein schöner Zusatz, wenn es um Meditations- und Stabilisationsübungen geht. Mit diesem Stuhl lassen sich so einige Übungen durchführen, welche wirklich nur damit praktikabel sind, so ist man bei den meisten in der Kopfstandposition. Damit können Sie sogenannte Umkehrübungen aller Art durchführen und brauchen keine Angst zu haben, umzufallen oder sich gar zu verletzen. Mit einem solchen – auch Feet Up Kopfstandhocker – Zusatz können Sie allerlei neue Erfahrungen im Bereich der Übungen machen und kopfüber stehen. Nicht nur, um Ihre innere Spannung wahrzunehmen, sondern auch gegen

Nackenschmerzen wirkt der Yoga-Stuhl Wunder, da der Kopf hier in der freien Luft hängt, die Schultern auf den Polstern des Stuhls aufliegen und Ihr Nacken und Ihr Rücken somit komplett gestreckt sind. Wohingegen andere Yoga-Übungen oft mit einem ernsten und ruhigen Charakter verbunden sind, können Sie bei diesem Hilfsmittel wirklich einmal richtig herumturnen und Spaß entwickeln. Versuchen Sie es einfach einmal aus.

DIE YOGADECKE

Im Gegensatz zu den beiden vorherig genannten Utensilien, sollte die Yogadecke einen sicheren Platz in Ihrem Schrank haben, gerade wenn Sie auch Meditationen und lange Ruhephasen praktizieren. Es ist nämlich empfehlenswert, nach einer Aneinanderreihung von Yogaübungen den Körper noch etwas herunterkommen zu lassen und einfach meditativ auszuspannen. Gerade in den Wintermonaten und in der kalten Jahreszeit kann es sein, dass Ihnen in dieser Ruhephase sehr schnell kalt wird. Dann ist eine Yogadecke zum Einmummeln genau das Richtige, denn so verlieren Sie weniger Energie und bleiben eine längere Zeit im Zustand der Erholung, sowohl für Ihren Körper als auch für Ihren Geist.

Doch auch über die Wärmfunktion hinaus hat die Yogadecke ihre absolute Berechtigung in Ihrem Schrank, denn Sie kann ebenso zusammengefaltet werden und dann als eine Art weicher Yoga-Block benutzt werden. Dann kann Sie ganz einfach für einen erhöhten Sitz unter den Po gelegt werden. Darüber hinaus kann die Decke auch in anderen Fällen als Lückenfüller zwischen Teilen des Körpers und dem Boden Anwendung finden. Achten Sie bei einem etwaigen Kauf darauf, dass die Yogadecke aus einem festen Material besteht und dieses dennoch bequem und weich ist. Jedoch darf sie natürlich nicht so weich sein, dass eine Haltung darauf instabil wird. Somit empfiehlt sich nicht einfach jede Wolldecke also Yogadecke.

Meditation

Wie bereits häufig beschrieben, ist die Meditation ein wichtiger Bestandteil von Yoga und hängt auch mit vielen Halte- und Ruheübungen zusammen. Doch nicht nur während der verschiedenen Ausführungen können meditative Zustände entstehen, sondern auch beim Spazierengehen oder bei anderen alltäglichen Dingen.

Sie können zusätzlich auch noch Meditationen durchführen, welche speziell dafür gedacht sind, der Welt zu entfliehen und Ihren Körper vollends zu entspannen. Dies stellt wohl auch die klassische Variante der Meditation dar und wird Ihnen im Folgenden genauer beschrieben. Hierbei räumen wir mit alten Vorurteilen von Esoterik bis zu Langhaar-Hippies auf und zeigen Ihnen, wie wichtig und energiegewinnend Meditation für Ihren Alltag sein kann. Dabei erfahren Sie, was Meditation überhaupt ist, wie genau es wirkt und wie Sie als Anfänger einfache Meditationsübungen durchführen können.

Beim Meditieren sammeln Sie Ihre komplette Konzentration und fokussieren sich auf Ihre Gefühle, auf Ihre Emotionen und das, was Sie empfinden. Somit beruhigen Sie Ihren Geist, was Ihnen im Alltag und bei bestimmten Aufgaben enorm helfen kann.

WAS IST MEDITATION EIGENTLICH?

Suchen Sie im Internet oder in Lexika nach einer genauen Definition von Meditation, so wird Ihnen auffallen, dass es eine genaue Beschreibung nicht gibt. Konsens aller Definitionen ist, dass es sich bei Meditation um eine spirituelle Praxis handelt, welche auf eine lange Tradition zurückblickt. Dabei ist sie nicht unbedingt einem Kulturkreis oder gar einer Religion zuzuordnen, da selbst im Christentum bereits vor hunderten von

Jahren verschiedenste Meditationsformen praktiziert wurden. Wo all die Varianten herkommen, ist letztendlich auch gar nicht so wichtig, denn Meditation ist, was es eben heute ist, und darum geht es uns. Wir möchten sie Ihnen ja ein bisschen näherbringen.

Grundsätzlich kann man Meditation in zwei unterschiedliche Sparten einordnen, in aktive und passive Meditation. Bei der aktiven Meditation handelt es sich um eine Begleitung körperlicher Übungen. Diese sind die Zustände, welche Sie auch beim Spazierengehen einnehmen können, und vor allem bei Yogaübungen und in den Haltephasen solcher. Selbst das Beten zählt hierbei zu einer Art Meditation.

Die passive Meditation beschäftigt sich mit der klassischen und populären Art. Hierbei sitzen oder liegen Sie und entspannen sich. Sowohl bei der aktiven also auch bei der passiven Meditation geht es darum, Ihre Gedanken zu bündeln und sich voll auf Ihre jetzige Tätigkeit und Ihre Empfindungen zu konzentrieren. Nehmen Sie beispielsweise Ihre Atmung wahr oder Ihre Emotionen, die Geräusche, welche Sie hören, die Gerüche, welche in Ihre Nase strömen oder stellen Sie sich im Geiste Bilder vor. Ziel ist es also immer, all Ihre Sinne beisammenzuhaben und sich auf Ihren Geist zu fokussieren. Dadurch beruhigen Sie diesen und sind für Ihren Alltag gewappnet.

Nun ist zu sagen, dass Sie einen bemerkbaren Fortschritt nicht nach der ersten Meditationseinheit verspüren werden, doch praktizieren Sie es regelmäßig und über einen langen Zeitraum, so werden Sie einen Fortschritt spüren, sowohl in der Fähigkeit sich zu konzentrieren als auch im Bereich Ihrer Gesundheit, denn auch Ihr Immunsystem wird durch das Meditieren gestärkt. Dies gelingt durch den Abbau von Stress in Ihrem Alltag und zusätzlich wird das Potenzial Ihrer Kreativität ebenfalls gesteigert.

WIRKUNG VON MEDITATION

Wie schon angeschnitten, ist die Wirkung von Meditation auf Ihren Körper und Ihren Geist enorm und kann sich in vielerlei Hinsicht bezahlt machen. Auch im Bereich der Neuroplastizität gibt es positive Aspekte, welche durch das Meditieren ausgelöst werden. Was Neuroplastizität ist, müssen Sie dabei gar nicht so genau wissen, doch diversen Studien zufolge verändert sich das Gehirn positiv bis ins hohe Alter hinein. Welche Effekte und welche Wirkung Meditation im Allgemeinen und auch im Speziellen auf Ihren Körper hat, erfahren Sie nun.

Zuerst ist dabei zu erwähnen, dass Sie durch Meditation definitiv Angst reduzieren. Das funktioniert deshalb, weil Sie durch die regelmäßige Anwendung den Ort in Ihrem Gehirn verkleinern, welcher für Angstreaktionen zuständig ist. Auch Stressreaktionen werden dadurch gehemmt und in der Folge weniger. Weiter können Sie sich besser entspannen. Dies gründet aus dem Leitsatz, dass Sie eben nur entspannen können, wenn Sie beobachten, was gerade um Sie herum ist oder dies eben mit anderen Sinnen aufsaugen. Seien Sie dabei stets neugierig gegenüber dem, was Sie empfinden und akzeptieren Sie dies vor allem, nur so – ohne Widerstand gegen das Empfundene – kann ein Zustand der Entspannung eintreten. Dabei ist ein weiterer Effekt, dass Sie sich selbst entdecken können.

Wenn Sie meditieren, werden Sie praktisch zum Wesen über sich selbst und können so die Vorgänge, welche in Ihrem Körper und auch in Ihrem Geist vonstattengehen, beobachten. Sie nehmen hier eine Art Vogelperspektive ein und erkennen von Mal zu Mal, wie Sie selbst ticken und wie Ihre Empfindungen zusammenspielen. Sie durchbrechen durch Meditation auch das Grübeln, was Sie eventuell ständig in Ihrem Alltag und in vielen Situationen begleitet. Durch das Beobachten Ihrer Gedanken bekommen Sie ein Gesamtbild Ihres Geistes.

Im besten Falle kann dies dazu führen, dass Sie das wiederholte Nachdenken über verschiedene Themen sein lassen, sich einmal über etwas Gedanken machen und dann auch eine Entscheidung treffen. Dadurch bleiben Sie niemals an einem Thema hängen und halten sich dadurch selbst auf. Darüber hinaus ist auch bewiesen, dass Sie durch Meditation deutlich gelassener agieren und auch denken.

Die Lösung hierfür ist die Akzeptanz Ihrer Emotionen, Körperempfindungen und Gedanken. Nur wenn Sie diese auch wirklich annehmen, verlieren diese nicht an Kraft. Ihre innere Unruhe kann somit besiegt werden und Sie können gelassener durchs Leben gehen. Mit Meditation trainieren Sie weiterhin – wie bereits erwähnt – Ihre Konzentration. Dies geschieht deshalb, weil Sie sich dabei stets auf das konzentrieren, was Sie gerade empfinden. Und wer bereits eine Meditation durchgeführt hat, weiß, dass das gerade als Anfänger zu Beginn gar nicht so einfach ist. Sehen Sie Meditation also auch als Form des Konzentrationstrainings. Ihr Geist lernt so, sich auf Dinge zu fokussieren, auch im beruflichen Umfeld.

Der letzte Punkt, der sich um die Wirkung des Meditierens dreht, ist das Ankommen im Hier und Jetzt, denn dabei geht es ständig nur um das, was Sie in diesem Moment umgibt und nur das ist in diesem Moment wichtig. Auch für den Alltag hat dies eine hohe Bedeutung, da es auch hier sinnvoll ist, nicht ständig in der Vergangenheit zu leben oder ständig an die Zukunft zu denken. Das Leben im Hier und Jetzt ist ein wichtiger Bestandteil von Yoga und von Meditation, um sich auch jetzt der Dinge bewusst zu sein.

ANFÄNGERTIPPS

Nun haben Sie bereits einen kleinen Einblick bekommen, was Meditation nicht nur im Körper, sondern auch in Ihrem Geist auslösen und anstellen kann. Dabei gibt es natürlich auch in diesem Bereich noch viel mehr zu entdecken und die bisher beschriebenen Umstände sind gerade für Anfänger*innen in diesem Bereich äußerst nützlich. Da dies einen ersten Überblick darstellen soll, geben wir Ihnen nun noch zehn Anfängertipps, um wirklich in das Innere von Meditation einsteigen zu können.

Der Meditationsplatz

Wie bei den meisten Menschen, fühlen Sie sich mit einer gewohnten Situation wohler und das können Sie nutzen. Dazu könnten Sie sich für Ihre Meditation einen Ort einrichten, an dem Sie diese stets absolvieren. Dabei sollten Sie darauf achten, dass dieser Meditationsplatz ein ruhiger Ort ist, an dem Sie wenig Ablenkung erfahren und an dem Sie sich vor allem wohl fühlen. Somit können Sie sich einen Platz in Ihrer Wohnung aussuchen, das kann aber auch ein Platz außerhalb Ihrer Wohnung sein, beispielsweise in Ihrem Garten oder in einem Park. Versuchen Sie jedoch so oft es geht, Ihre Meditationen an diesem Ort abzuhalten.

Sind Sie jedoch oft unterwegs, so könnte es schwierig werden, stets an einen solchen Ort zurückzukehren, deshalb kann auch ein Kissen oder eine Decke Abhilfe schaffen, welche Sie an jedem Ort hinlegen und darauf Ihre Meditation praktizieren können. Nur durch eine solche Gewohnheit kann eine Art Ritual entstehen, wodurch es Ihnen mit Sicherheit leichter fallen wird, in den Entspannungsmodus zu wechseln und dabei nicht nur Ihren Körper, sondern auch Ihren Geist mitzunehmen.

Machen Sie es sich bequem

Diesbezüglich ist nicht der Ort gemeint, an dem Sie die Meditation durchführen, sondern die Kleidung, die Sie im besten Falle tragen sollten. Über die Kleidung bei verschiedensten Yogaübungen wurde bereits berichtet, mit der Meditation verhält es sich ein wenig anders, auch wenn dehnbare Kleidung auch hier von Vorteil wäre. Das Wichtigste dabei ist, dass Sie sich von Ihren Klamotten nicht einengen lassen sollten, da dies bereits bei einer Konzentration stören kann, im Alltag, aber erst recht bei einer Meditation. Deshalb sollte sowohl die Kleidung als auch die Temperatur passen, um die Meditation möglichst angenehm zu gestalten. Dabei sollten Sie weiterhin darauf achten, dass es während der Meditation weder zu Frostattacken noch zu Schweißausbrüchen kommt, da auch dies Ihre Konzentration erschwert.

Die Meditationshaltung

Welche Haltung nehmen Sie bei einer Meditation ein? Eine eindeutige Antwort gibt es darauf nicht, da jeder Mensch anders und individuell gebaut ist und somit auch anders sitzt, steht oder liegt. Die klassische Art der Meditationshaltung ist der Lotussitz, also eine Art Schneidersitz, dieser ist jedoch keine Pflicht und somit können Sie diese ebenfalls auf einem Bürostuhl einnehmen. Auch das Liegen hat sich bewährt, gerade Anfängern passiert es hierbei jedoch häufig, dass man aufgrund der totalen Entspannung einschläft. Achten Sie vor allem beim Sitzen oder Knien darauf, dass Ihr Rücken stets gerade und aufrecht bleibt, um Ihren Rücken weniger zu belasten. Das fühlt sich zu Beginn meist etwas gewöhnungsbedürftig an, doch mit der Zeit stärken sich durch Yoga und Meditation und das aufrechte Sitzen Ihre Rückenmuskeln und ein solcher Sitz wird angenehmer.

Keine Ablenkungen

Ihre äußerlichen Einflüsse sollten Sie während der Meditation auf das möglichst Geringste reduzieren. Vermeiden Sie also unbedingt, gestört zu werden und damit Ihre Meditation zu unterbrechen. Gerade das Smartphone ist heutzutage zu einem solchen ständigen Störfaktor geworden, weswegen Sie dieses auf alle Fälle auf stumm schalten oder einfach weglegen sollten. Auch Ihrem momentanen Umfeld – ob privat oder beruflich – sollten Sie Bescheid geben, dass Sie nun meditieren und nicht gestört werden wollen. Nur wenn Sie keine Ablenkung von außen erfahren, können Sie sich vollends auf Ihr Inneres konzentrieren.

Die kurzen Meditationen

Als Anfänger sollten Sie mit sogenannten Meditations-Sessions beginnen. Es existieren natürlich auch Meditationsschemata, welche über mehrere Stunden gehen, jedoch sind diese für Anfänger keinesfalls zu empfehlen, da diese auch schnell unangenehm werden können.

Darüber hinaus sind solche Meditationszeiträume auch gar nicht unbedingt nötig. Vor allem zu Beginn empfehlen sich daher die kurzen Sessions mit einem Zeitrahmen von fünf bis zehn Minuten. Je nachdem, welche Variante Sie als Anleitung nehmen, empfiehlt es sich, einen Timer zu stellen, welcher das Ende signalisiert. Es gibt auch diverse Apps oder YouTube-Videos, welche dann nur auf eine kurze Zeit angepasst sind und Sie somit nicht in die Gefahr kommen, eine zu lange Meditations-Session durchzuführen.

Regelmäßige Wiederholung

Zu Beginn ist es wichtig, dass Sie eine gewisse Regelmäßigkeit in Ihre Meditationen legen, was bedeutet, dass Sie diese immer zu bestimmten Zeiten durchführen sollten. Dabei genügen auch einfache kurze Sessions, um nach einiger Zeit eine Wirkung zu spüren, doch sollten Sie diese dann jeden oder jeden zweiten Tag – eben einfach regelmäßig – durchführen. So werden Sie schnell ein hohes Maß an Erfolg verspüren.

Schieben Sie Ihre Gedanken beiseite

Wie auch bei der Ablenkung durch äußere Einflüsse, verhält es sich mit inneren Ablenkungen. Unnütze Gedanken sollen zwar wahrgenommen werden, um Ihren Geist jedoch zur Ruhe kommen zu lassen, sollten Sie diese beiseiteschieben, da das Ziel einer jeden Meditation das Beruhigen Ihrer Gedanken sein sollte. Achten Sie also darauf, dass Sie sich während der Meditation nicht doch noch kurz Gedanken über die Einkaufsliste oder die anstehende Urlaubsplanung Gedanken machen. Gerade zu Beginn ist dieser Prozess jedoch völlig normal und Sie werden sehen, dass Sie nach ein wenig Übung schon besser mit der Aussortierung von Gedanken zurechtkommen. Widerfährt Ihnen ein solches Muster zu Beginn, müssen Sie sich einfach immer wieder auf Ihr Inneres fokussieren und Stück für Stück unwichtige Gedanken entfernen. So wird Ihnen die Meditation von Zeit zu Zeit immer leichter erscheinen.

Lassen Sie sich nicht verrückt machen

Auch dieser Punkt hat mit Ablenkungen von innen und außen zu tun. Lassen Sie sich beim Meditieren von nichts verrückt machen. Zunächst könnte man meinen, dass Sie nichts tun, wenn Sie meditieren. Natürlich ist das lediglich eine oberflächliche Betrachtung, doch zunächst erscheint es – gerade für Anfänger – äußerst ungewohnt, nichts zu tun. Meist ist das dann mit einem schlechten Gewissen verbunden, weswegen sich auch Ihr Geist gegen einen solchen Plan wehren könnte. Still dasitzen und an nichts zu denken, ist zunächst einmal wider der menschlichen Natur, daran müssen Sie und Ihr Geist sich zunächst einmal gewöhnen. Dabei sollten Sie stets vermeiden, während einer Meditation aufzustehen und andere Dinge zu machen und sich dadurch nützlich zu fühlen. Versuchen Sie, solche Gefühle und Gedanken zu ignorieren und halten Sie die Meditationen durch. Solche Abwehrreaktionen werden von Meditation zu Meditation schwächer und Sie werden den Nutzen nach und nach spüren.

Keine Eile nach der Meditation

Ist der offizielle Teil der Meditation beendet, so sollten Sie nicht wieder direkt aufspringen und mit Ihrem Alltag fortfahren. Meist verbringt man eine Meditation mit geschlossenen Augen und ist tief in seinem Inneren versunken. Gerade deshalb sollten Sie sich die Zeit zur Wiederankunft geben.

Nehmen Sie sich dafür ein paar Minuten Zeit, öffnen Sie die Augen und schauen Sie beispielsweise aus Ihrem Fenster oder strecken und dehnen Sie sich ein wenig. Auch ein Glas Wasser kann die Rückkehr in den Alltag erleichtern. Nur durch die Gelassenheit und keine Eile entsteht ein gestärktes Gefühl in Ihnen, sodass Sie gewappnet in den Alltag zurückkehren können.

Der Erwartungshorizont

Vor allem als Neuling in der Meditation sollten Sie nach den ersten Malen nicht zu viel erwarten, denn wenn es um Entspannung geht, ist Erwartung meist ein schlechter Begleiter. Es ist dabei keine schwierige Sache, sich auf eine Meditation einzulassen. Das totale Loslassen von Ihren Gedanken kann sich dennoch kompliziert gestalten, denn in unserer Gesellschaft bedeutet Stillstand stets Rückschritt. Davon sollten Sie sich nicht leiten lassen und auch nicht davon, schnell irgendwelche Erfolge durch die Meditation erzielen zu wollen. Jede Achtsamkeitsübung kann Sie weiterbringen, doch Sie sollten das niemals erwarten oder voraussetzen. Nur durch Übung und Regelmäßigkeit können Sie die vollständige Wirkung von Meditationen erfahren und zunächst einmal sind diese für Sie selbst und nicht für irgendeinen Erfolg.

MEDITATIONSÜBUNG

Da es in diesem Buch um Yoga gehen soll und nicht speziell um Meditation, beschränken wir uns größtenteils auf Yogaübungen. Dennoch wollen wir Ihnen eine Meditationsübung zum Einstieg empfehlen, mit der Sie sicherlich einen guten Start in dieser Sparte haben. Darüber hinaus eignet sich diese Meditation für einen gelungenen Beginn und anschließend auch für weitere Meditationsübungen und längere Sessions. Diese Übungen können Sie stets als Einstieg nutzen, wodurch Sie Ihren Körper jedes Mal aufs Neue auf die Meditation einstimmen und Ihren Geist vorbereiten.

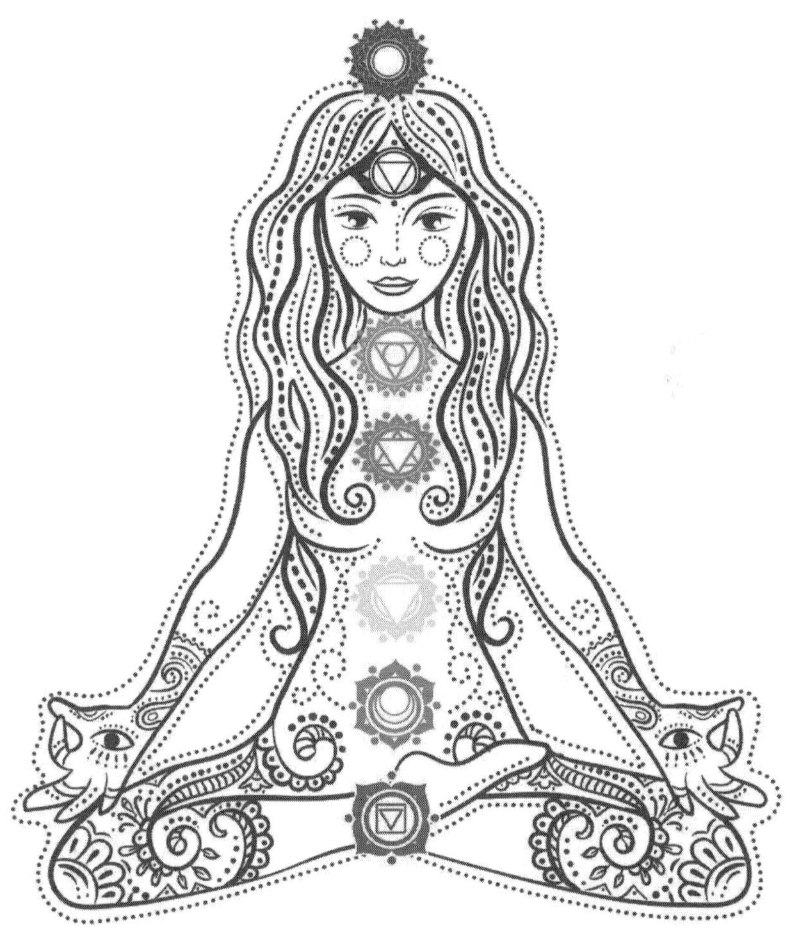

Atmen Sie zunächst mehrere Male tief ein und aus. Bei jedem Atemzug, der Ihre Lunge füllt, stellen Sie sich nicht nur die Luft vor, welche durch Ihren Körper wandert, sondern auch jedes Mal die Energie, welche damit in Ihren Körper strömt. Achten Sie bewusst auf die Luft. Nach mehrmaligem Ein- und Ausatmen können Sie langsam Ihre Augen schließen und die Energie, welche in Ihrem Körper herrscht, wahrnehmen und verfolgen. Die einzelnen Teile dieser Energie fluten Ihren gesamten Körper bis hin in Ihre Stirn, in Ihre Augen, in Ihre Nase, in die Ohren und in Ihr Kinn. Weiter fließt die Energie ab über Ihren Hals, die Schultern, den Oberkörper, in Ihre Beine und Füße und ebenso in Ihre Arme und Fingerspitzen. Versuchen Sie, jeden einzelnen aufgezählten Punkt zu fühlen und zu spüren.

Mit dieser kleinen Einstiegsübung sind sie optimal für alles Weitere aus dem Universum der Meditation gewappnet und können sich nun tiefenentspannt auf all das einlassen.

Übungen

In diesem Kapitel haben wir Ihnen nun diverse Yogaübungen zusammengefasst, welche sich für die verschiedensten Beschwerdebilder eignen. Je nach körperlicher oder geistiger Beschwerde können Sie also hier Ihre ganz spezielle Übung heraussuchen. Allgemein ist dennoch zu sagen, dass keine der folgenden Übungen schadet und sie auch andere anwenden können, um Ihre Seele einmal baumeln zu lassen.

Neben der jeweiligen Position einer Übung ist die Atmung eine weitere wichtige Komponente bei der Ausführung. Je nach Yogasparte oder -stellung kann die Atmung äußerst variabel sein und deshalb gehen wir in diesem Kapitel auch in Kurzform auf die jeweilige richtige Atmung ein. Nur so können Sie Ihren Geist und Ihre Sinne bewusst wahrnehmen.

Wie im Bereich der Meditation bereits angesprochen, spielt vor allem die Tiefenatmung eine elementare Rolle – auch beim Praktizieren von Yoga. Nur so können Sie sich fokussieren, sich bewusst und achtsam sein. Dennoch wollen wir Ihnen kurz schildern, was es mit dieser speziellen Atmung überhaupt auf sich hat und welches Wirken sie haben kann.

Den Begriff „aus der Puste sein" oder „die Puste geht mir aus" kennt wohl jeder. Gerade wenn Sie viel Stress erleben, kann dieses Gefühl immer wieder aufkommen, denn nicht nur bei körperlicher Aktivität verbraucht unser Körper immens viel Sauerstoff, sondern auch bei psychischem Stress, weswegen die eben genannten Standardsätze auch hierbei zutreffen. Das hat den Grund, dass Sie – wenn Sie Stress haben – nicht mehr tief genug einatmen, um möglichst viel Sauerstoff in Ihre Lungen gelangen zu lassen. Dies hat also zur Folge, dass Sie lediglich noch oberflächlich atmen und viel weniger Sauerstoff erhalten. Darüber hinaus atmet man meist auch noch schneller als ohne Stress. Die Ursache für das ganze Übel ist, dass Sie Ihren Atem nicht mehr bewusst steuern. Dem steht Yoga komplett entgegen und hierbei trainieren Sie Ihren Körper praktisch, wieder richtig zu atmen. In der Kunst des Yoga geht es ja gerade um das tiefe und konzentrierte Einatmen.

Hierbei genügt es, wenn Sie beim tiefen Einatmen bis vier zählen, denn dann sind Ihre Lungen vollends mit Luft gefüllt und Sie können langsam wieder ausatmen, wobei dieses Ausatmen gut und gerne zwölf Sekunden – also dreimal so lange – dauern kann. In dieser Ausatemtechnik können Sie sich auch trainieren, je länger Sie ausatmen können, desto besser ist dies für Ihre innere Ruhe und Gelassenheit.

Um sich in dieser speziellen Atemtechnik fortzuentwickeln, sollten Sie diese jeden Morgen trainieren. Hierzu genügt es, wenn Sie nach dem Aufstehen einfach fünfmal ein- und wieder ausatmen. Nehmen Sie sich die Zeit bewusst und lassen Sie sich am Morgen auf keinen Fall dadurch stressen, denn das wäre natürlich kontraproduktiv. Stehen Sie eher ein paar Minuten früher auf, es sind jeden Tag zwar etwa zwei Minuten Ihrer Lebenszeit, jedoch investieren Sie diese Zeit direkt in Ihre Gesundheit. Es lohnt sich also.

Ohne eine geeignete Atemtechnik werden Sie Yogaübungen nicht korrekt durchführen können. Durch eine solche morgendliche Atemübung können Sie ebenfalls direkt Energie für den Tag tanken und nehmen das Leben und Ihren Alltag nicht wie im Nebel wahr. Deshalb haben Atemübungen und gerade in Kombination mit Yoga solch eine positive Auswirkung auf Ihren Körper. Ihre Zellen werden besser und schneller mit Sauerstoff versorgt, arbeiten somit besser und Sie haben viel mehr Energie und Konzentrationsstärke für Ihren Tag. Versuchen Sie diese Atemübung morgens und abends zu praktizieren und Sie werden sehen, dass diese Wunder wirkt und auch die Atemtechniken in Verbindung mit den jeweiligen Yogaübungen stärkt.

ZUM START IN DEN TAG

Nun haben wir Ihnen für den Morgen bereits geeignete Atemtechniken beschrieben, welche Sie im Anschluss mit einer zusätzlichen Yogaübung erweitern können. Gerade für den Start in den Tag kann das eine geeignete Variante sein. Im Prinzip geht es hierbei um zwei Teile, zunächst um die Yogaatmung und dann um den sogenannten **Sonnengruß**.

Durch die spezielle Atemtechnik werden – wie bereits beschrieben – Ihre Zellen im Körper angeregt, da diese mit einer ordentlichen Portion an Sauerstoff versorgt werden. Durch diese frische Energie können Sie sich den ganzen Tag lang einfach besser konzentrieren. Der Sonnengruß verbessert bei regelmäßiger Durchführung darüber hinaus Ihre Elastizität und Ihre Flexibilität. Des Weiteren können Sie durch diese sowie auch viele andere Yogaübungen Ihre Muskelkraft stärken. Dehnungen finden hier in der Rücken-, Bein-, Gesäß-, Bauch- und in der Armmuskulatur statt, weshalb bei dieser Übung auch der gesamte Körper beansprucht und warm gemacht wird. Somit ist es möglich, Ihren ganzen Körper bereits am frühen Morgen mit Energie zu durchfluten. Die Dauer bei dieser Übung sollte mindestens sechs Minuten betragen.

Zunächst zur Durchführung der Atmung bei der Übung „Sonnengruß“: Fangen Sie zunächst das tiefe Atmen an und tun Sie dies entweder im Sitzen oder im Stehen. Atmen Sie dabei durch Ihre Nase ein und zählen Sie bis vier. Daraufhin atmen Sie langsam, solange Sie können, wieder durch die Nase aus. Wiederholen Sie dies dreimal und seien Sie sich dabei Ihrer Atmung ganz bewusst. Achten Sie auf das Volumen Ihrer Lunge, wie es größer wird und auch wieder kleiner.

Nun zur rückenschonenden Version des Sonnengrußes: Stellen Sie sich dabei aufrecht hin und spüren Sie Ihre gesamten Fußsohlen auf dem Boden oder auf Ihrer Yogamatte. Machen Sie Ihren Rücken gerade und führen Sie Ihre Arme gestreckt an der Seite nach oben, bis sich Ihre

Handflächen über Ihrem Kopf berühren. Bewegen Sie Ihre Augen und Ihren Kopf, indem Sie einem Ihrer Daumen nachschauen, achten Sie jedoch darauf, dass Ihre Schultern dabei entspannt bleiben. Machen Sie sich lang und genießen Sie das Gefühl des gestreckten Zustandes. Bei dieser ersten Bewegung haben Sie tief eingeatmet und atmen nun wieder aus. Während des Ausatmens machen Sie eine Vorwärtsbeuge nach unten, soweit es geht. Können Sie Ihre Füße berühren? Sie werden sehen, bei regelmäßiger Wiederholung des Sonnengrußes werden Sie immer ein weiteres Stückchen nach unten kommen und ein höheres Maß an Flexibilität erhalten.

Achten Sie beim Vorbeugen darauf, dass Ihre Beine stets gestreckt bleiben und Sie Ihre Stirn in Richtung Schienbein neigen. Sind Sie an Ihrem untersten Punkt angelangt, so atmen Sie dort einmal ein und einmal wieder aus. Dann können Sie Ihre Knie leicht beugen und Ihr Gewicht auf die Fersen verlagern. Bringen Sie Ihre Hüfte nach hinten und halten Sie die Arme in Hochhalte, praktisch als Verlängerung Ihres Rückens.

Achten Sie dabei darauf, dass dieser gerade ist. Halten Sie diese Position nun drei Atemzüge und kommen Sie beim vierten Einatmen wieder nach oben in den Stand. Stellen Sie nun Ihren rechten Fuß weit nach vorne und beugen Sie dann Ihr Knie. Das linke Bein, welches nun hinter Ihnen liegt, sollten Sie ebenfalls so gestreckt wie möglich halten, dabei strecken Sie beide Arme in die Höhe und bringen sie an den Handflächen zusammen.

Dabei atmen Sie tief ein und wieder aus. Beim Ausatmen senken Sie Ihre Arme in eine waagrechte Position, wobei die Handflächen nach oben zeigen. Darauf strecken Sie Ihre Arme dann nach vorne und bringen Ihre Handflächen dort auch wieder zusammen, wodurch Sie ein dehnendes Gefühl in Ihrer Schulter verspüren sollten. Atmen Sie auch in dieser Position nochmals langsam ein und wieder aus. Legen Sie dann Ihre Unterarme auf Ihrem rechten Oberschenkel, der in einer waagrechten

Position sein sollte, ab. Auch in dieser Position können Sie nochmals stretchen.

Dann versuchen Sie in einem Zug in den Stand zurückzukommen und praktizieren das Ganze nun mit der anderen Seite. Machen Sie nun also einen weiten Schritt mit Ihrem linken Bein. Danach bringen Sie wiederum Ihr rechtes Bein nach vorn und beugen dieses. Legen Sie dann Ihre linke Hand seitlich an Ihren rechten Fuß und heben Sie den rechten Arm in die Höhe, während Sie der rechten Hand nachblicken.

Atmen Sie, wenn Sie am obersten Punkt angekommen sind, tief ein und wieder aus. Sie werden bemerken, dass Sie Ihren Schulter-Nacken-Bereich mehr und mehr stärken und dies auch durch tieferes Einatmen ermöglichen. Kommen Sie dann langsam zurück in den Stand und wenden Sie dieses Prozedere analog auf die andere Seite an.

Anschließend kommen Sie jedoch nicht zurück in den Stand, sondern bringen Ihre Füße hinten zusammen, sodass Sie mit gestrecktem Körper in einer Art Bretthaltung oder Liegestützhaltung sind. Ihre Ellbogen sollten nah am Körper bleiben und Ihre Hände nah an der Schulter. Daraufhin geht der Blick und das Brustbein nach vorne, die Schultern jedoch nach hinten. Versuchen Sie Ihre Position so weit zu verändern, dass ein Knick in Ihrer Hüfte entsteht und Sie so in die Position des herabschauenden Hundes kommen. Dabei sind die Arme gestreckt und die ganze Kraft liegt in ihnen.

Der Rücken ist gerade, die Beine gestreckt, lediglich in der Hüfte entsteht eine Beugung, sodass es für einen Außenstehenden wie ein umgedrehtes V aussieht. Atmen Sie dann tief ein und wieder aus. Die Stirn blickt dabei in Richtung Schienbein und Sie atmen nochmals ein und wieder aus. Beugen Sie anschließend Ihre Knie und kommen Sie langsam wieder nach oben. Stellen Sie Ihre Füße wieder nebeneinander hin und bringen Sie nochmals Ihre Arme über die Seiten nach oben, wobei Sie tief einatmen. Beim Ausatmen führen Sie diese wieder langsam nach unten und dann vor Ihre Brust. Stehen Sie aufrecht und atmen Sie nochmals ein und aus. Dann ist diese Yogaübung abgeschlossen.

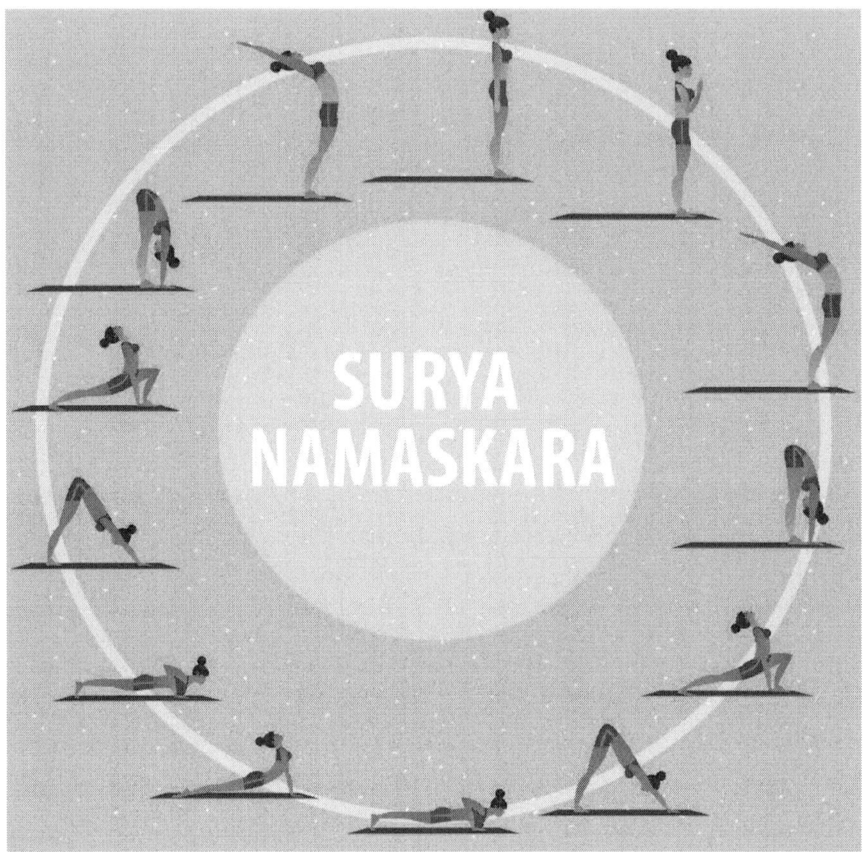

SOFORTHILFE

In den letzten Jahrzehnten ist nicht nur das Leben immer schneller geworden, sondern auch die gesamten Abläufe, die Sie Tag für Tag absolvieren müssen. Natürlich sollten Sie sich für Yoga genügend Zeit nehmen, um die volle Wirkung zu erlangen, denn mal schnell so eben geht Yoga eigentlich nicht. Dennoch kann es in Alltagssituationen passieren, dass Ihnen ein Müdigkeitsanfall über den Kopf wächst und Sie dafür eine schnelle Hilfe benötigen. Auch hierfür wurden in den letzten Jahren Übungen entwickelt, welche sich in solchen Situationen durchführen lassen. Dabei bleibt dennoch zu sagen, dass Sie diese Anwendungen nicht zu häufig praktizieren sollten, da Yoga ja eigentlich dafür da ist, Gelassenheit und Ruhe einkehren zu lassen und das funktioniert nicht mal eben so in drei Minuten. Wenden Sie folgende Übung aus einer Grundlage heraus an, kann diese dennoch zu mehr Energie im Tag führen und Ihre Konzentration akut fördern.

Auch diese Yoga-Sequenz ist in eine Atmungsphase von etwa einer Minute und einer Übungsphase von etwa zwei Minuten aufgeteilt. Gerade wenn Sie im Alltag akut müde werden, kann die beginnende Atemübung helfen. Setzen Sie sich dafür auf einen Stuhl, auf dem Sie fest sitzen und Ihren Rücken von allein aufrichten können. Lassen Sie Ihre Arme locker hinunterhängen und legen Sie die Hände auf Ihre beiden Oberschenkel. Schließen Sie die Augen und konzentrieren Sie sich nur auf sich selbst und Ihren Atem.

Diese Zeit, die Sie gerade nur mit sich und Ihrem Atem verbringen, sollten Sie als Geschenk wahrnehmen und sich vollends darauf einlassen. Nehmen Sie tief Luft und atmen Sie langsam ein und aus. Hier können Sie wieder bis vier zählen, um Ihre Lunge mit Sauerstoff zu befüllen und atmen Sie dann, solange Sie können, durch die Nase aus. Wiederholen Sie diese Atemübung fünfmal, um sich optimal auf die Yoga-Sequenz vorzubereiten.

Zunächst beginnen Sie mit der **Übung Twist III**. Stellen Sie sich dafür nach dem letzten tiefen Ausatmen aufrecht hin und bringen Sie Ihren rechten Fuß mit gebeugtem Knie nach vorne, während Sie das linke Bein so gestreckt wie möglich nach hinten stellen. Im Prinzip ist das auch eine Ausgangsform beim Sonnengruß, welchen Sie bereits kennengelernt haben. Haben Sie in dieser Stellung Gleichgewichtsprobleme, können Sie das Knie Ihres linken Beines auch auf dem Boden absetzen, um wirklich in einer ruhigen Position zu sein. Sind Sie in dieser Position angekommen, so führen Sie Ihre Hände in Gebetshaltung zusammen und drehen Sie Ihren Oberkörper zunächst nach rechts, sodass Sie mit Ihrem linken Ellbogen die Außenseite Ihres rechten Oberschenkels berühren können. Hier können Sie sich mit dem Ellbogen praktisch verankern und spüren dann das Ziehen zwischen den Schultern, in der Leiste, in den Armen und in Ihrem Oberkörper. Gehen Sie anschließend langsam in den aufrechten Stand zurück und führen Sie die Übung mit dem linken Bein vorne analog durch.

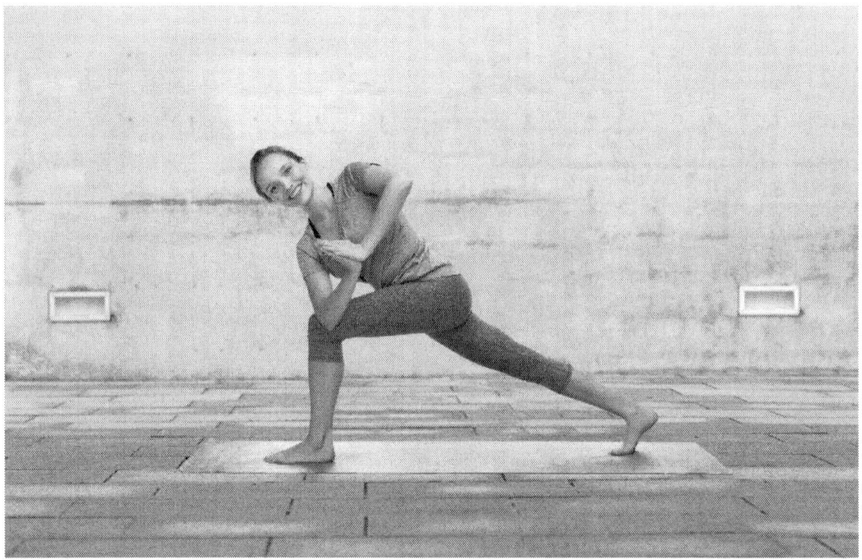

Danach sind Sie ebenfalls wieder im aufrechten Stand angekommen und atmen einmal tief ein. Dabei nehmen Sie Ihre Arme mit und strecken diese nach oben, wobei Sie auch Ihre Hände verschränken und die Handflächen nach oben drehen. Hierbei merken Sie bereits, dass Sie Ihre Brust automatisch hinausstrecken, wobei es wichtig ist, dass Sie Ihre Schultern aktiv zusammenziehen. Dann atmen Sie aus und neigen sich währenddessen mit Ihrem Überkörper zunächst wieder auf die rechte Seite. Somit stretchen Sie Ihre gesamte linke Seite und sollten dies auch in der Dehnung spüren. Neigen Sie sich so weit es geht nach recht, sodass Sie aber dennoch gerade und nicht nach vorne geneigt stehen können und nicht umfallen. Um dies zu unterstützen, empfiehlt sich ein fester Stand mit beiden Füßen.

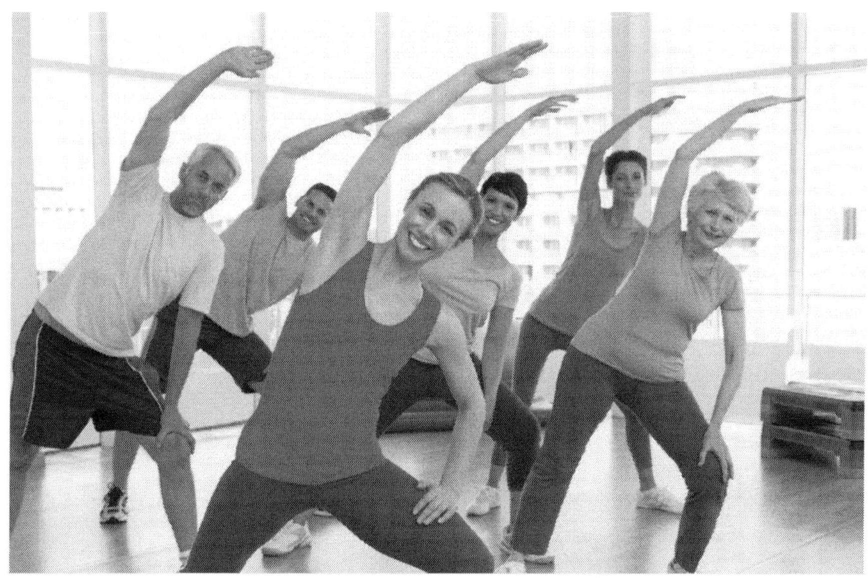

In dieser Position verweilen Sie ein wenig, atmen ein und versuchen dabei zu erfühlen, wie die Luft durch Ihre Rippen fließt. Beim folgenden Ausatmen werden Sie merken, dass Sie dann noch etwas weiter in die Dehnung kommen, lassen Sie dies ruhig zu und spüren Sie Ihren gesamten Körper. Dieses Ein- und Ausatmen wiederholen Sie dreimal und versuchen so, immer ein Stückchen weiter in die Beugung zu kommen, um Ihre linke Seite zu dehnen. Beim darauffolgenden Einatmen kommen Sie zurück in die Mitte und stellen sich wieder in einen aufrechten Stand.

Dann führen Sie die Übung analog auf der linken Seite durch und wiederholen das Ganze dann noch einmal.

In drei Minuten ist es Ihnen schließlich gelungen, Ihren akuten Stress oder Ihre akute Müdigkeit abzubauen und wieder Energie zu tanken und volle Konzentration zu haben. Achten Sie darauf, dass Sie solche Geschehnisse im Alltag auch langfristig bekämpfen und in jedem Fall auch in ruhigeren Zeiten, nach dem Aufstehen oder vor dem Zubettgehen, Yogaübungen gegen Stress, Müdigkeit und chronische Erschöpfung durchführen. In der nächsten Übung wird Ihnen dies für die Situation erklärt, in der Sie etwas mehr Zeit haben.

GEGEN MÜDIGKEIT UND ERSCHÖPFUNG

Wie eben bereits erwähnt, sollten Sie nachhaltig und langfristig etwas gegen Ihre Müdigkeit tun, weswegen Sie nicht nur Yoga praktizieren sollten, wenn es mal wieder so weit ist. Wichtig ist also, sich auch zu Hause Zeit für etwaige Übungen zu nehmen, gerade wenn Sie von chronischer Müdigkeit geplagt werden. Auch diesbezügliche Ursachen sollten Sie ausfindig machen. Dazu können beispielsweise Stress, permanente Anspannung oder eine ungesunde Ernährung zählen. Yoga kann hier also nicht allein Abhilfe schaffen, sondern sollte mit einer Ursachenbehandlung einhergehen, dann entwickelt sich jedoch eine Quelle für neue Energie.

Speziell die Drehhaltungen in den folgenden Übungen steigern Ihr persönliches Energielevel und stärken Sie im Alltag. Auch der Stoffwechsel wird positiv angeregt und Ihre Wirbelsäule kann sich bis auf das Tiefste entspannen.

Beginnen Sie zunächst wieder mit der üblichen Atemübung, wie wir Sie Ihnen bereits in den Übungen zuvor beschrieben haben.

Dann folgt der sogenannte Body Scan, bei dem Sie sich mit dem Rücken auf den Boden oder Ihre Yogamatte legen und versuchen, das Gewicht in Ihrem gesamten Körper zu fühlen.

Lassen Sie einen Fluss zu und nehmen Sie diesen in Ihrem Körper wahr, dazu können Sie ruhig einige Minuten in dieser Position verweilen, wir empfehlen Ihnen hierbei etwa drei Minuten.

Ziehen Sie nun Ihr rechtes Knie zur Brust und strecken Sie das linke Bein möglichst aus und verweilen Sie etwa zwanzig Sekunden in dieser Position. Merken Sie, wie sich Ihre Wirbelsäule ausstreckt? Wechseln Sie anschließend die Seiten, ziehen Sie Ihr linkes Knie an und strecken Sie Ihr rechtes Bein aus.

Auch in dieser Position sollten Sie wieder zwanzig Sekunden verweilen, bis Sie sich wieder in die Ausgangslage legen. Ziehen Sie darauffolgend beide Knie bis zur Brust an und verbleiben Sie wieder zwanzig Sekunden in der Haltung.

Atmen Sie anschließend wieder tief ein und solange Sie können wieder aus, bis Sie spüren, dass keinerlei Luft mehr in Ihrer Lunge ist. Atmen Sie anschließend normal weiter.

Dann kommen Sie zur Yogaübung **Twist I**, welche ebenfalls mit der Ausgangsposition auf dem Rücken beginnt. Strecken Sie anschließend die Arme aus, sodass diese seitlich von Ihnen wegzeigen, winkeln Sie Ihre Knie an und legen Sie diese auf die rechte Seite. Ihren Kopf drehen Sie dann nach links und schauen hier einfach frei oder schließen Ihre Augen. Somit entsteht sozusagen ein Twist in Ihrem Körper.

Atmen Sie dann tief ein und solange es geht wieder aus. Danach wechseln Sie die Seiten, was bedeutet, dass Sie nun Ihre beiden Knie nach links fallen lassen und Ihren Kopf nach rechts drehen. Auch hier atmen Sie wieder tief ein und aus.

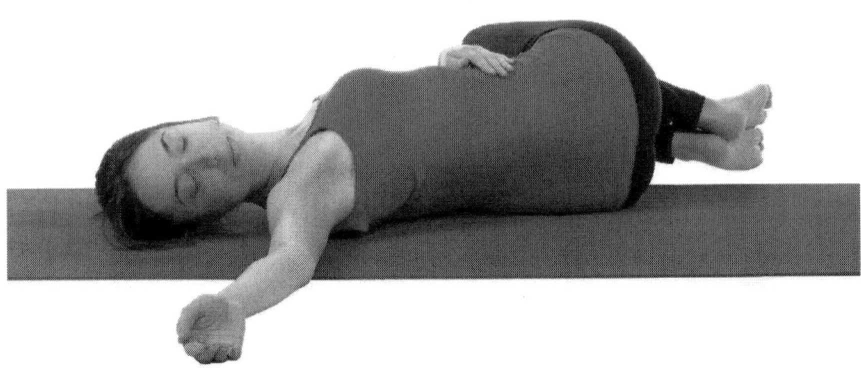

Sowohl Ihre Lendenwirbel als auch Ihr Nackenbereich werden durch die Drehung Ihrer Körperachse gedehnt, was Sie mit dieser Übung richtig spüren können. Zuletzt führen Sie Ihre Knie wieder in die Mitte und legen Ihre Oberschenkel praktisch auf dem Bauch und dem Brustbein ab, umfassen diese aber noch. Auch hier atmen Sie nochmals tief ein und wieder aus.

Auf Twist I folgt schließlich **Twist II**. Setzen Sie sich dazu auf und strecken Sie Ihre Beine nach vorne aus. Versuchen Sie dabei Ihren Rücken so gerade wie möglich zu lassen. Dann ziehen Sie Ihren linken Fuß heran und setzen diesen außen neben Ihr rechtes Knie, sodass Ihre Beine quasi überschlagen sind. Umarmen Sie dann das linke, angezogene Knie mit dem rechten Arm und stützen Sie sich mit Ihrem linken Arm nach hinten ab, um etwas Stabilität zu erlangen. Dabei sollten Sie Ihren Blick und Ihren Kopf so bewegen, dass Sie möglichst weit, aber dennoch angenehm hinter sich schauen. Atmen Sie dann langsam ein und wieder aus und wiederholen Sie diese Atemübung dreimal. Auch hier dehnt sich bei jedem Ein- und Ausatmen Ihre Schultermuskulatur und Ihr Nacken. Fühlen Sie in sich hinein und wechseln Sie dann die Seiten.

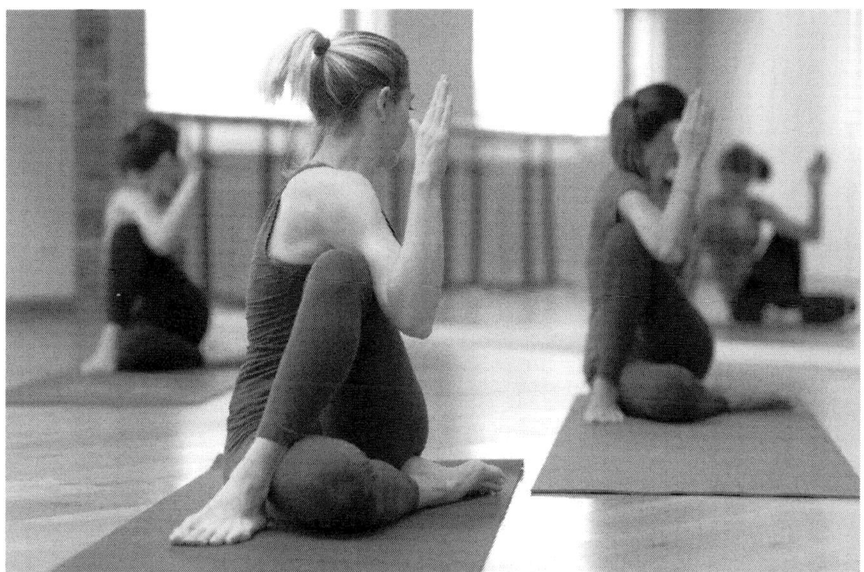

Anschließend stellen Sie sich aufrecht hin und führen einen **Sonnengruß** aus, wie wir ihn bereits **in einer vorherigen Übung** beschrieben haben.

Daraufhin folgt der **Twist III,** welchen wir ebenfalls bereits in einer **vorherigen Sequenz** beschrieben haben.

Dann beginnen Sie mit dem nach unten schauenden **Hund**. Begeben Sie sich dafür in den sogenannten Vierfüßlerstand, bei dem die Arme und Beine gestreckt sind. Dabei liegt die ganze Kraft und das Gewicht Ihres Körpers in Ihren Armen, welche Sie praktisch stützen. Auch Ihr Rücken sollte lang und gerade sein und lediglich Ihre Hüfte beugt sich, um auch mit den Füßen den Boden zu berühren. So gut es geht, sollten Sie auch die Fersen auf dem Boden absetzen. Als außenstehende Person können Sie so ein umgekehrtes V erkennen. Atmen Sie nun zunächst ein und wieder aus und kommen Sie dann langsam mit Ihren Füßen Schritt für Schritt nach vorne, achten Sie jedoch darauf, dass Ihre Beine und Knie stets durchgestreckt sind. Wenn es nicht mehr geht, beugen Sie Ihre

Knie leicht, halten Sie Ihren Rücken aber gerade und atmen Sie nochmals zweimal tief ein und langsam wieder aus.

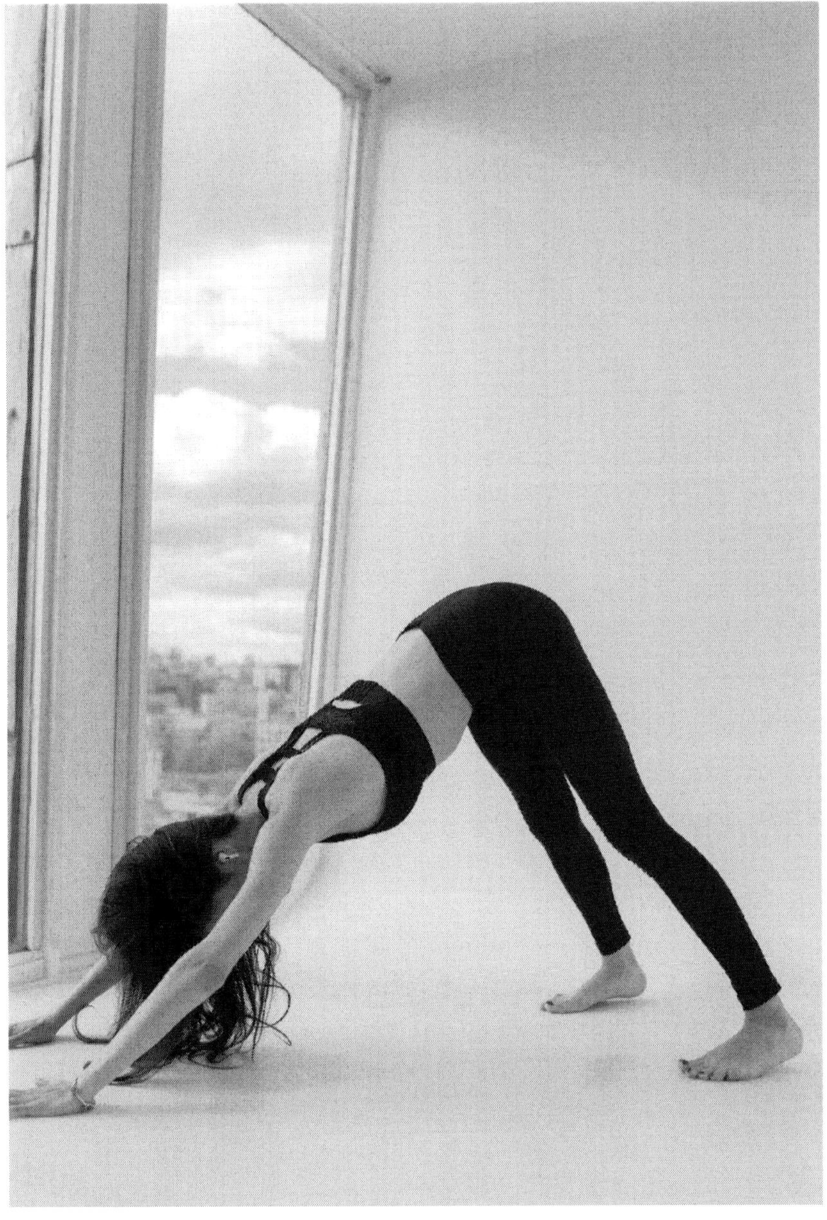

Danach können Sie eine aufrechte Position einnehmen, in den festen Stand zurückfinden und die Füße wieder nebeneinander hinstellen. Bringen Sie dann noch einmal die Arme seitlich nach oben - währenddessen Sie einatmen – und lassen Sie dann die Arme langsam seitlich nach unten sinken – währenddessen Sie ausatmen.

Dann kommen wir zur Übung „**Hund und Katze**". Auch hierzu stellen Sie sich wieder in den Vierfüßlerstand und positionieren Ihre Handflächen genau unterhalb der Schultern und Ihre Knie genau unterhalb der Hüfte. Ihr Rücken bleibt dabei gerade, aber nicht angespannt, sondern machen Sie sich locker.

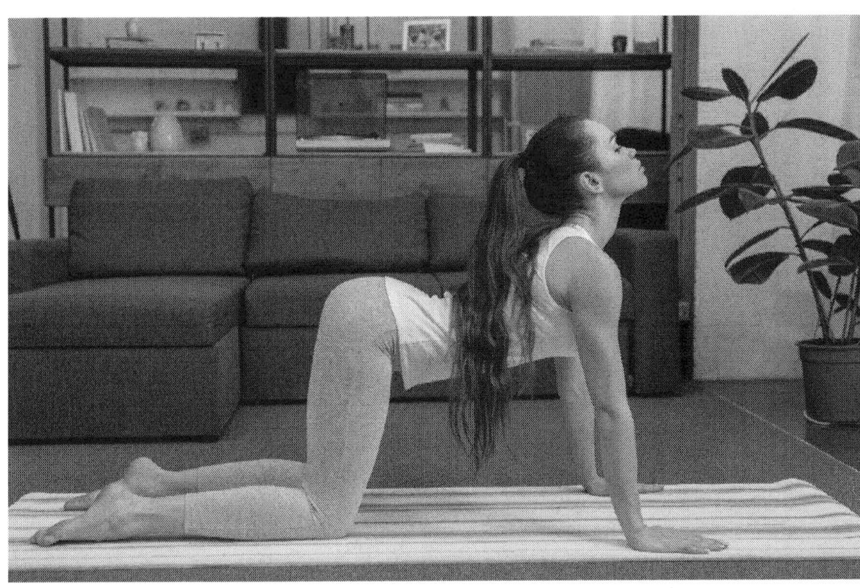

Atmen Sie dann tief ein. Beim langsamen Ausatmen formen Sie dann einen sogenannten Rundrücken, welcher auch als Katzenbuckel bekannt ist. Achten Sie dabei auf jedes einzelne Glied Ihrer Wirbelsäule und gehen Sie diese Stück für Stück nach oben durch. Lassen Sie zuletzt den Kopf nach unten fallen und lockern Sie Ihre Schultern. Beim Einatmen kommen Sie dann zurück in die sogenannte Hundeposition, bei der Sie Ihren Kopf wieder heben und die lockere Position einnehmen. Dieses Spiel von Ein- und Ausatmen können Sie beliebig wiederholen und dabei immer wieder in die Position der Katze und des Hundes gehen.

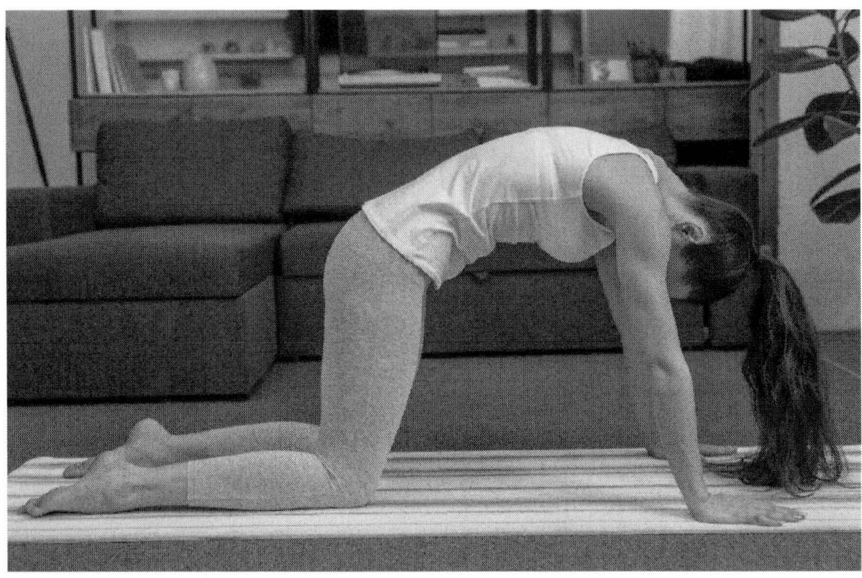

Anschließend positionieren Sie sich in die sogenannte **Kindhaltung**. Dies bedeutet, dass Sie aus dem Hund heraus die Arme lang machen und Ihre Hände so weit wie möglich nach vorne auf den Boden bringen. Halten Sie Ihre Arme dabei gestreckt und Ihre Knie genau dort, wo sie vorher waren. Machen Sie Ihren Rücken lang, sodass man in Verlängerung eine Kugel über Ihren Rücken und Ihre Arme bergab rollen könnte. Genießen Sie dabei unbedingt die totale Entspannung im Rücken.

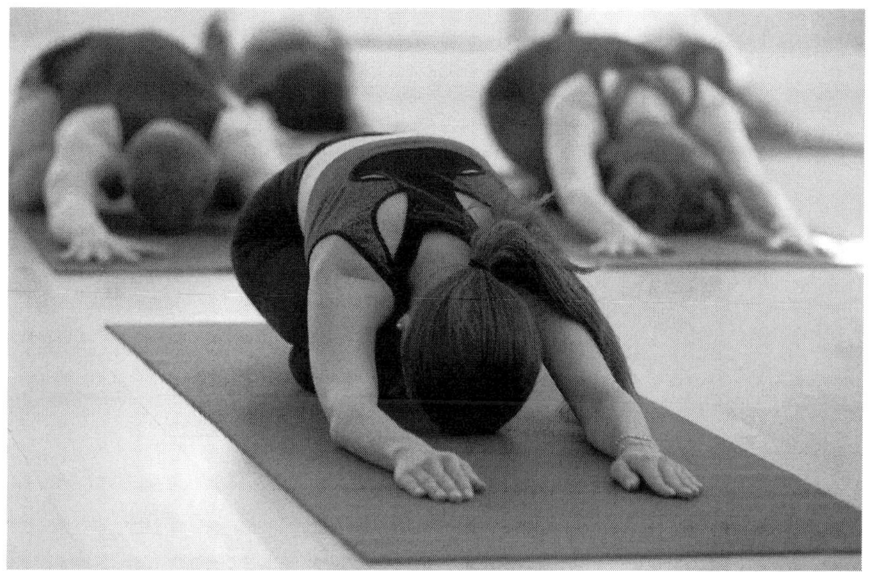

STRESSSITUATIONEN

Akute Stresssituationen sind ein häufiges Thema in den Alltagen der Menschen heutzutage. Um hierbei mit Yoga entgegenwirken zu können, sollten Sie die folgenden Übungen unbedingt mit der sogenannten 21-Tage-Regel einüben, um dann in plötzlichen Stresssituationen gewappnet zu sein und sich zu fokussieren. Denn natürlich kann man sagen, dass Sie sich langfristig und ausgewogen auf Yoga konzentrieren sollten, doch in den akuten Momenten Ihres Lebens sollten Sie sie schon auch nutzen können. Was bringt also die beste Yogaübung, wenn Sie diese in keiner akuten Stresssituation nutzen können?

In solchen Situationen helfen häufig Atemübungen. Nun kann aber nicht jede Atemübung eine positive Wirkung erzielen, es sei denn, Sie haben diese Atmung auf eine gewisse Yogaübung konditioniert. Somit genügt Ihnen in den akuten Stresssituationen die Atmung, um Gelassenheit und inneren Frieden wiederzufinden. Hier wird nun zunächst die

Atemübung beschrieben und im nächsten Abschnitt „Yoga-to-go“ dann die Übungen, die Sie auf den optimalen Nutzen der Atemübung vorbereitet.

Setzen Sie sich zunächst auf einen Stuhl, sodass Sie eine bequeme Position einnehmen können. Schließen Sie dann erst einmal die Augen. Grundsätzlich können Sie diese Übungen auch im Stehen durchführen, dann sollten Sie jedoch die Augen geöffnet halten. Für eine konzentrierte Atemtechnik empfiehlt es sich jedoch, stets zu sitzen, da Sie sich dabei stärker fokussieren können. Atmen Sie nun tief durch Ihre Nase ein und zählen Sie dabei bis vier. Dabei konzentrieren Sie sich genau auf das, was Sie in diesem Moment tun - auf das Einatmen.

Bei diesem Einatmen können Sie sich zusätzlich noch vorstellen, dass Sie einen wohltuenden Duft einatmen, der gerade von einer frischen Wiese daher weht. Dabei können Sie natürlich auch an wohltuende Düfte wie beispielsweise Mandarine, Fichtennadel, Rose oder frisch gebackenes Brot denken. Anschließend atmen Sie durch die Nase wieder aus und praktizieren dies, solange es Ihnen möglich ist, mindestens jedoch acht Sekunden. Auch dabei sollten Sie versuchen, sich ein paar Gedanken in den Kopf zu holen. Sagen Sie sich dafür innerlich die Worte „Frieden“ oder „Energie“, um zur inneren Gelassenheit zu kommen. Natürlich empfehlen sich hier auch andere Worte, wichtig ist, dass Sie diese mit Kraft und Gelassenheit verbinden.

Sie werden sicher bereits bemerkt haben, dass sich diese Atemübung von den bisher erlernten nicht groß unterscheidet. Lediglich die inneren Gedanken, die Sie bewusst fassen sollen, sind ein kleiner Zusatz. Deshalb nennt man diese Atemübung auch die modifizierte Atmung.

YOGA-TO-GO

Nicht nur allgemein ist Yoga eine geeignete Waffe gegen einen stressigen Alltag, sondern auch in akuten Situationen oder Stressanfällen. Dabei geben die Yogaübungen als Anti-Stress-Konzept Gelassenheit und trainieren zusätzlich den ganzen Körper. So können Sie in akuten Situationen schnell zu Ihrem inneren Frieden zurückfinden. Im Speziellen werden hier das Herz geöffnet, die Rumpfmuskulatur gekräftigt und Ihr gesamter Körper gedehnt. Nicht nur bei psychischem Schmerz helfen dabei die Übungen, sondern auch bei physischen Symptomen wie beispielsweise bei Ischiasbeschwerden.

Durch die Dehnungssequenzen in Hüfte, Oberschenkel, Leiste und Schultern können diese behoben werden. Können Sie sich Zeit für die Übungen nehmen, so sollten Sie sie nicht nur in akuten Stresssituationen anwenden, sondern einmal am Morgen und einmal am Abend.

So werden Sie mit Sicherheit kein schnelles Opfer von Stress. Wie in der vorherigen Atemübung beschrieben, sollten Sie die folgenden Yogaübungen etwa drei Wochen praktizieren, um die Atemübung im akuten Stressfall erfolgreich anwenden zu können.

Zunächst starten Sie mit der modifizierten Atmung, wie Sie eben beschrieben wurde. Danach folgt ein **Sonnengruß.** Anschließend führen Sie die Übung **Held I** durch.

Dafür stellen Sie sich aufrecht hin und achten speziell auf einen geraden Rücken. Ihren linken Fuß drehen Sie dann nach außen, sodass Ihre linke Fußspitze nach außen zeigt, also um 90 Grad nach links. Daraufhin machen Sie mit Ihrem rechten Bein einen Schritt nach vorne und beugen somit Ihr Knie an. Versuchen Sie stets, Ihren Rücken gerade zu halten, auch in dieser jetzigen Position und strecken Sie dann Ihre Arme in Schulterhöhe waagrecht aus. Dann lassen Sie Ihren rechten Arm nach vorne wandern und folgen Sie diesem nicht nur mit Ihrem Blick, sondern auch mit Ihrem gesamten Kopf. Dann widmen Sie sich Ihrem linken Arm, welchen Sie entgegengesetzt nach hinten wandern lassen und halten Sie diesen dort in der Position. Atmen Sie dann dreimal tief ein und wieder aus. Dabei achten Sie ganz speziell auf Ihre Arme und die Stärke, die sich darin entwickelt.

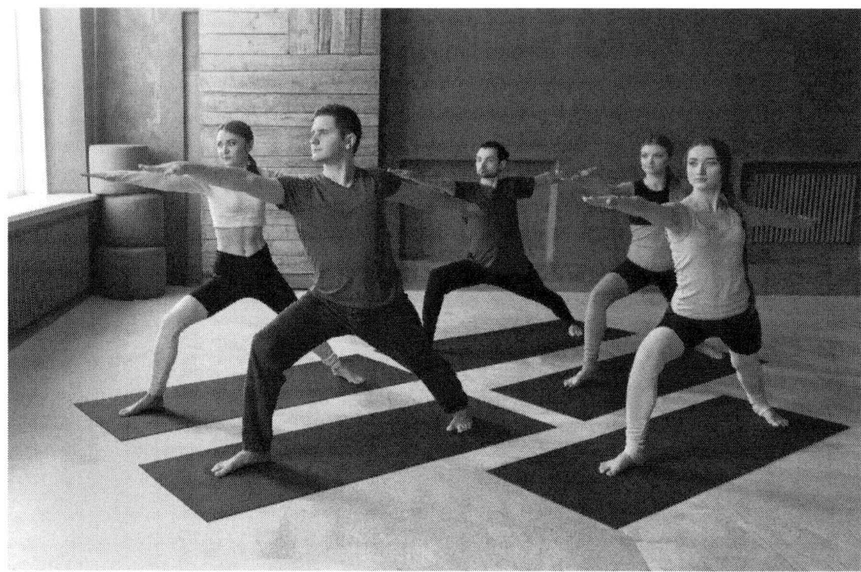

Nach dem dritten Ausatmen wechseln Sie die Seite. Dazu stellen Sie nun den rechten Fuß im Winkel von 90 Grad nach außen und gehen mit dem linken Bein einen Schritt nach vorne, wodurch das linke Knie gebeugt wird. Dann strecken Sie die Arme wieder waagrecht zur Seite aus und lassen zunächst den linken Arm vorwandern, wobei Sie diesem nachschauen. Auch den rechten Arm können Sie dann wieder nach hinten strecken. Anschließend atmen Sie auch auf dieser Seite dreimal tief ein und dreimal wieder aus.

Danach drehen Sie nun wiederum beide Arme zu den Seiten und halten diese praktisch weit geöffnet, um möglichst viel Energie aus dem Universum in sich aufzunehmen. Schaufeln Sie die umliegende Energie zusammen und legen Sie dann Ihre Hände vor Ihrer Brust zusammen, wobei Sie dabei tief einatmen. Dabei sollten Sie sich ganz bewusst sein und die Energie, welche Sie in diesem Moment umströmt und in Sie eindringt, genau wahrnehmen. Dabei spüren Sie auch, dass sie sich selbst vertrauen können.

Die nächste Yogaübung, welche Sie in dieser Sequenz durchführen, heißt **Triangulo**. Richtig, die Zahl drei ist hier enthalten und hat auch etwas mit der Ausführung zu tun. Hier machen Sie einen Ausfallschritt mit Ihrem rechten Bein nach rechts und drehen den Fuß wieder um 90 Grad nach außen. Achten Sie darauf, dass beide Beine gestreckt bleiben, auch im weiteren Verlauf der Übung. Nun wandern Sie mit Ihrer rechten Hand am rechten Bein hinunter, bis Sie zu Ihrem Knöchel gelangen. Falls Sie nicht ganz hinunterkommen, ist das nicht schlimm, kommen Sie einfach so weit in die Dehnung, wie Sie es schaffen. Den linken Arm strecken Sie dann in Verlängerung nach oben, sodass eine Linie entsteht. Mit Ihrem Kopf verfolgen Sie den linken Arm und blicken dann in den Himmel.

Achten Sie bei dieser Übung auch auf eine gerade Achse, sodass Sie so dastehen, als wären Sie zwischen zwei Glasscheiben gefangen. Atmen Sie schließlich in dieser Position einmal tief ein und wieder aus und wechseln Sie dann die Seiten. Sie fangen dann praktisch an, mit dem linken Bein einen Ausfallschritt nach links zu machen und drehen Ihren Fuß dann um 90 Grad nach außen. Alles Weitere können Sie dann analog anwenden.

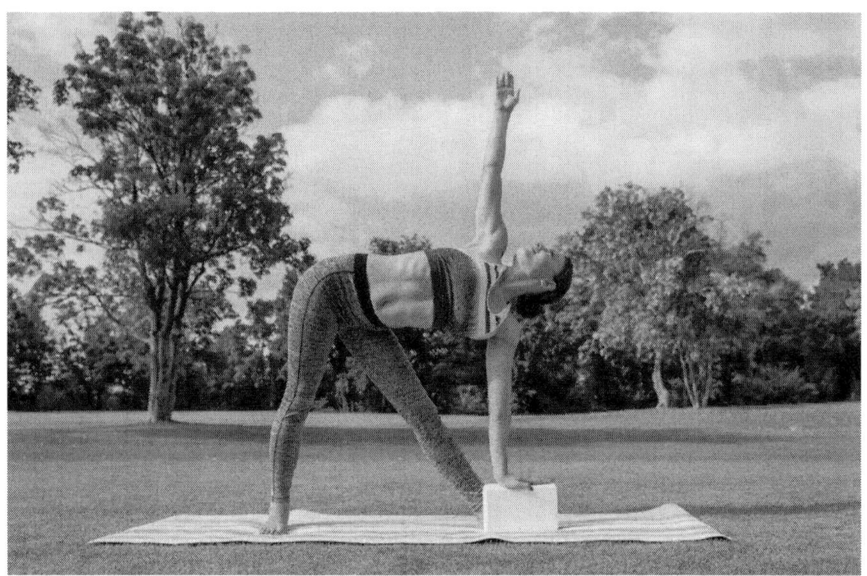

Dann fahren Sie mit der Übung „**Kind mit aufgestellten Füßen**“ fort. Hierfür setzen Sie sich zunächst auf den Boden oder auf Ihre Yogamatte. Um den idealen Sitz für diese Yogaübung einnehmen zu können, sollten Sie sich mit Ihrem Gesäß auf Ihre Fersen setzen, sodass Ihre Fußspitzen nach hinten zeigen und der Fußrücken auf dem Boden aufliegt. Dies kann bei einer ersten Ausführung noch etwas schmerzhaft scheinen, doch nach einigen Wiederholungen werden Sie auch in diesem Sitz zu Ihrer inneren Ruhe finden. Achten Sie in dieser Sitzposition dennoch auf einen geraden Rücken.

Atmen Sie dann tief ein und wieder aus. Beim Ausatmen stellen Sie dann Ihre Füße auf die Großzehenballen, welche eine Art Knubbel an Ihrer Fußsohle darstellt. Strecken Sie dann Ihre Arme weit nach vorne und schauen Sie mit Ihrem Kopf nach unten, sodass dieser praktisch eine Verlängerung der Wirbelsäule symbolisiert, der Rücken muss dabei immer noch so gerade wie möglich gehalten werden. Ihren Oberkörper können Sie bei der Streckung nach vorne auf Ihren Oberschenkeln ablegen und die Arme anschließend so lang wie möglich machen, um Ihren

Körper und gerade Ihren Rücken und die Wirbelsäule zu stretchen. Atmen Sie dann in dieser Position nochmals tief ein und wieder aus.

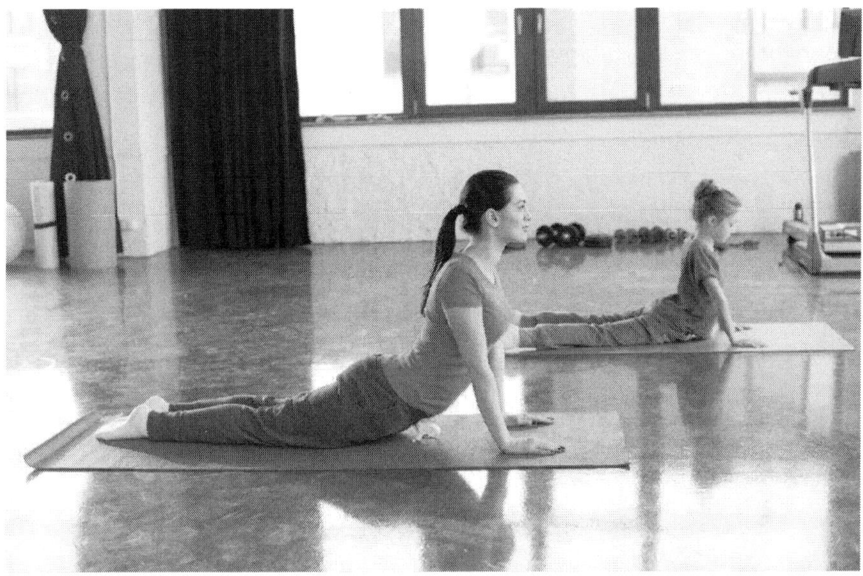

Daraufhin führen Sie in dieser Sequenz den **herabschauenden Hund** durch, wie er bereits in einer der vorherigen Übungen beschrieben wurde. Auch der **Twist III** und die normale **Kindhaltung** folgen noch. Dann ist diese Yogasequenz abgeschlossen und wie gesagt: Wenn Sie diese etwa drei Wochen jeden Morgen und jeden Abend einmal durchführen, können Sie mit der modifizierten Atmung auch in akuten Stresssituationen Gelassenheit zeigen.

BEI SCHMERZEN

Nicht nur psychischer Stress kann ein Problem im Alltag werden, sondern auch die Physis Ihres Körpers kann leiden. Auch hier ist Yoga kein Allheilmittel, dennoch können Sie mit diversen Übungssequenzen Schmerzen lindern, gerade wenn Sie im Bereich des unteren Rückens an Schmerzen oder Verspannungen leiden.

Vor allem der Rücken ist meist hoch belastet und noch dazu ein komplexes Zusammenspiel aus Knochen, Bändern, Muskeln, Blutbahnen, Faszien, der Bandscheibe und den Nervenbahnen. Nicht zuletzt deshalb ist dieser Bereich äußerst empfindlich und kann häufiger Probleme in Form von Verspannungen oder Schmerzen aufweisen. Geht man das „Problem Rücken" statistisch an, so kann man sagen, dass in Deutschland etwa 80 Prozent der Menschen bereits vorübergehend oder auch längerfristig starke Schmerzen im Rücken verspürt haben. Wenn das Problem längerfristig besteht, kann es zudem chronisch werden und dann nur noch schwierig behandelt werden.

Die Ursachen für diese Anzahl an Rückenproblemen sind vor allem schwache Rückenmuskulatur und zu wenig Bewegung. Dazu kann es passieren, dass sich die bereits genannten psychischen Belastungen heutzutage auch auf den Körper auswirken können und somit zu Schmerzen führen. Da Sie bereits einiges über Yoga und Stressminimierung erfahren haben, sollte es auf der Hand liegen, dass Yogaübungen und -sequenzen auch bei physischen Problemen Abhilfe leisten können und zumindest schmerzhafteren Vorkommnissen vorbeugen können. Die folgende Yogasequenz bringt Ihnen für Beschwerden im Rücken und im ganzen Geflecht Ihres Körpers einen ganzheitlichen Ansatz zur Linderung dieser und in vielen Fällen auch eine Heilung.

Ein paar Übungen der folgenden Sequenz, welche vor allem die Beweglichkeit Ihrer Wirbelsäule verbessert und Dehn- und Entlastungsübungen beinhaltet, haben Sie bereits kennengelernt.

Zunächst beginnen Sie mit dem sogenannten **Business-Yoga Rücken**. Dafür genügt bereits eine Tischkante oder ein anderer Gegenstand, der Ihnen etwa bis zur Hüfte geht und fest steht. Somit können Sie praktisch auch einen Stuhl benutzen, welcher jedoch keine Rollen haben sollte. Positionieren Sie sich vor dem entsprechenden Gegenstand und treten Sie ein Stück zurück, etwa einen Schritt, wobei Sie sich dann aufrecht und gerade in Position bringen. Dann neigen Sie sich mit dem Oberkörper nach vorne und legen Ihre Hände etwa schulterbreit auf den Tisch.

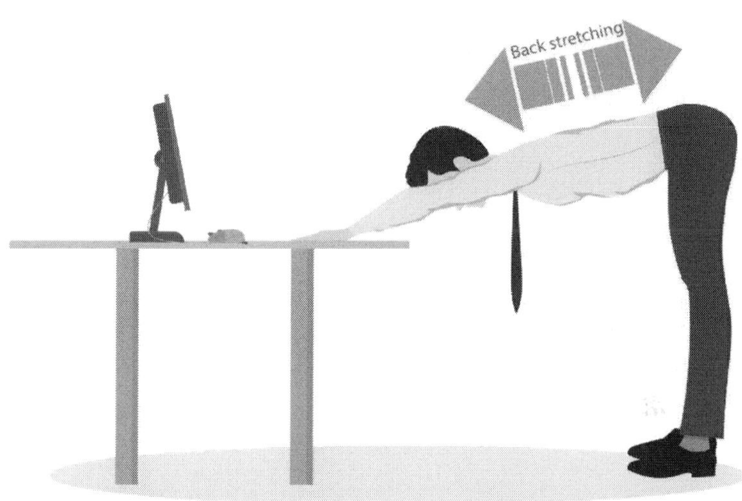

Hierbei können Sie auch den Abstand zum Tisch oder zu dem alternativen Gegenstand überprüfen und gegebenenfalls korrigieren. Heben Sie dann zunächst Ihr linkes Bein an und strecken Sie es so gut es geht nach hinten aus und Ihr Kopf bildet praktisch eine Verlängerung zur immer noch durchgestreckten Wirbelsäule. Wenn möglich, heben Sie Ihr Bein bis zu dem Punkt an, dass eine waagrechte Linie entsteht, die sich über Ihr Bein, Ihren Rücken, Ihren Kopf und Ihre Arme bis hin zum jeweiligen Gegenstand zieht. Dabei sollten Sie darauf achten, dass Ihr rechtes Bein stets gestreckt ist und fest auf dem Boden steht, um keine Gleichgewichtsprobleme zu bekommen. In dieser Position atmen Sie dann dreimal tief ein und wieder aus und das Wichtigste ist, dass Sie diese Zeit genießen und sich total auf das Gefühl des Stretchings im Schulterbereich fokussieren. Hierbei können Sie tatsächlich die Kraft spüren, welche Ihren Rücken stärkt und ausmacht.

Danach folgt die **Halbe Brücke**. Legen Sie sich dafür zunächst auf den Boden, sodass Ihre Vorderseite nach oben zeigt, also praktisch auf den Rücken. Ihre Beine winkeln Sie dann so an, dass Ihre Füße bis an Ihr Gesäß reichen und diesen berühren. Ihre Arme bleiben dabei einfach flach und entlang des Körpers liegen. Haben Sie diese Position für sich gefunden, heben Sie zunächst Ihr Gesäß an, sodass sich eine gerade Schräge bildet, die von Ihrem Kopf über Ihren Bauch bis hin zu den Knien reicht. Wenn Sie nun noch Ihre Arme unter Ihr Gesäß nehmen und diese verschränken, wird der Stretching-Effekt nochmals verstärkt.

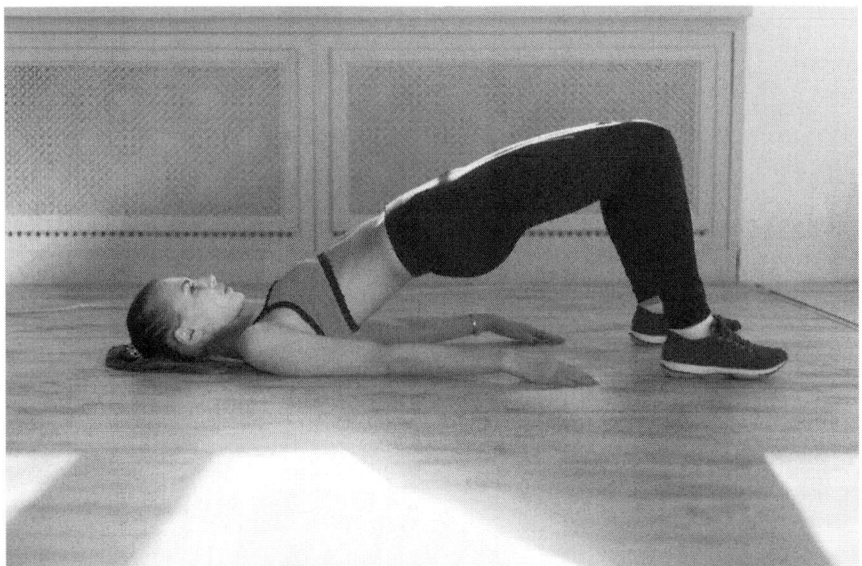

Ist diese Position erreicht, nehmen Sie fünf tiefe Atemzüge und legen Sie sich dann wieder ab. Da fünf Atemzüge eine Weile dauern können, kann diese Übung bei ersten Ausführungen durchaus Schwierigkeiten bereiten. Ist dies der Fall, liegt das nicht an Ihrer Bauchmuskulatur – wie viele Menschen denken – sondern vielmehr an einer geschwächten Rückenmuskulatur. Um Ihnen die Yogaübung leichter zu machen, können Sie das Stretching in der Atemphase durch Ihre Hände unterstützen und mit diesen Ihren unteren Rücken etwas mit nach oben drücken. Dies sollte jedoch nicht zur Regel werden.

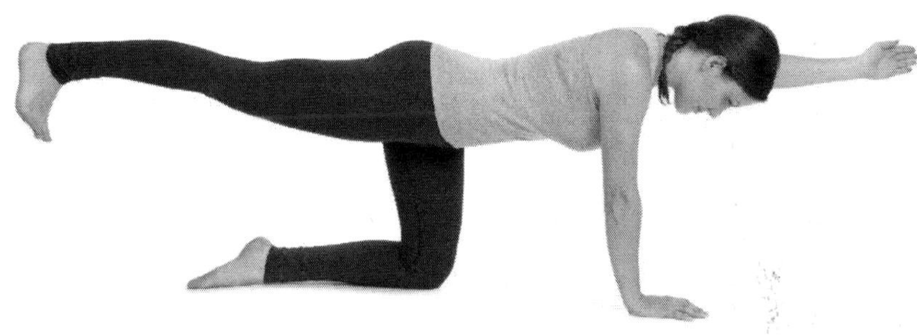

Darauf folgt dann noch die sogenannte **Diagonale Katze**, wofür Sie zuerst in den Vierfüßlerstand müssen und dabei wieder darauf achten müssen, dass die Hände genau unterhalb Ihrer Schultern positioniert sind. Dann heben Sie Ihr rechtes Bein und strecken es so weit es geht nach hinten aus, ohne dass Sie dabei Ihr rechtes Knie anwinkeln. Somit sollte dann eine gerade Linie entstehen, von Ihren Zehenspitzen über Ihr Bein und Ihren Rücken. Darüber hinaus heben Sie zur gleichen Zeit Ihren linken Arm und strecken diesen gerade nach vorne, sodass die eben beschriebene Linie fortgesetzt wird. Durch das überkreuzte Anheben der Exkremente sollten Sie eine einigermaßen stabile Position einnehmen können. Atmen Sie in dieser Stellung dann fünfmal tief ein und wieder aus und wechseln Sie dann die Seiten, wodurch Sie Ihr linkes Bein und Ihren rechten Arm anheben. Achten Sie bei der Ausführung auf einen ruhigen Stand und auf ein geeignetes Gleichgewicht, um sich trotzdem noch auf Ihr Inneres konzentrieren zu können. Haben Sie mit dieser

Übung zu Beginn Schwierigkeiten, so können Sie auch zunächst nur damit beginnen, das Bein anzuheben. Auch hierbei werden Gesäß- und Rückenmuskulatur ausreichend gestärkt.

In der Folge führen Sie dann einige Übungen durch, welche Sie bereits kennen. Dazu gehört zunächst der **Twist I**, dann der **Twist II**, die **Kindhaltung mit aufgestellten Füßen** und dann noch eine weitere, die nun beschrieben wird.

Dabei handelt es sich um den sogenannten **Halbmond-Stretch**. Hierfür benötigen Sie eine angenehme Polsterung und können dafür ein Yogakissen verwenden oder – wenn ein solches nicht vorhanden ist – auch Ihre Yogamatte, welche Sie dann jedoch mehrmals falten müssen. Diese Polsterung dient dann Ihren Knien, um eine hohe Belastung dieser zu verhindern. Beugen Sie Ihr rechtes Bein aus dem Stand mit einem Ausfallschritt nach vorne und legen Sie dann Ihr linkes Knie auf die vorbereitete Polsterung.

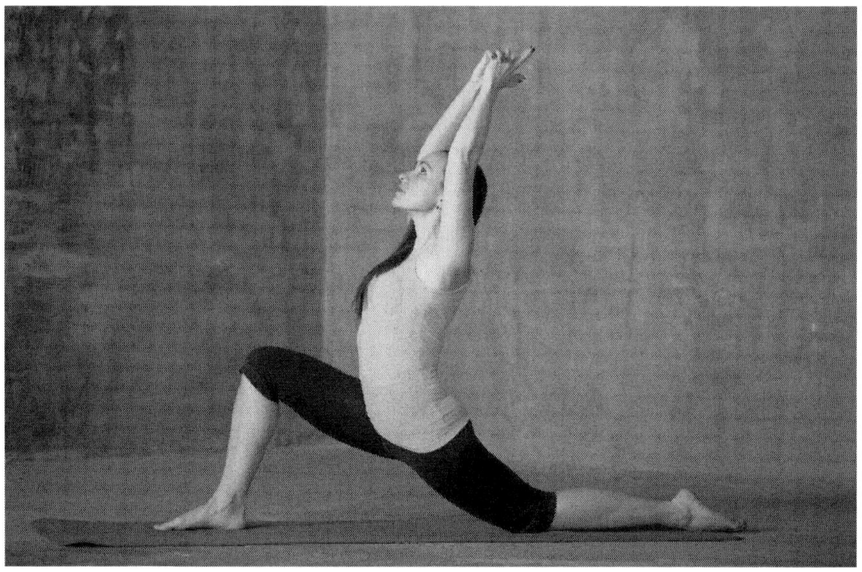

Achten Sie in der Position dann darauf, dass Ihr Rücken gerade und gestreckt ist. Um dies zu unterstützen, eignet es sich, Ihre Hände in die jeweiligen Hüften zu legen. Atmen Sie in dieser Position ein und wieder aus und gehen Sie dann mit Ihrer linken Hand an die Außenseite Ihres rechten Oberschenkels. Dadurch wird ein gewisser Twist-Effekt herbeigeführt, welcher Ihren Rücken und Ihre Wirbelsäule stretcht. Drehen Sie Ihren Oberkörper soweit es geht mit, um in die höchstmögliche Dehnung zu kommen. Ihre Hand wirkt dabei wie ein Hebel, was den Prozess vereinfacht. Atmen Sie auch in dieser Position einmal tief ein und wieder aus und wechseln Sie dann die Seiten.

Hierdurch können Verspannungen optimal gelöst werden und die Intensität der Übung kann allein durch Sie gesteuert werden, was Ihnen ebenfalls Sicherheit geben kann.

BANDSCHEIBE UND UNTERER RÜCKEN

Von Schmerzen wurde bereits berichtet und auch davon, was Yoga dagegen bringen kann. Neben Rücken- oder Schulterproblemen kann einem auch die Bandscheibe ordentlich zu schaffen machen und gerade hier kann eine Yogasequenz Wunder wirken. Grundsätzlich ist aber auch zu sagen, dass nicht alle Yogaübungen für alle Beschwerden helfen, manche sind sogar kontraproduktiv. So sind bei Bandscheibenvorfällen beispielsweise Übungen, bei denen Sie viele „runde" Rücken mit einbauen nicht förderlich. Auch Poweryogaübungen, bei den Sie schnelle, plötzliche Sprünge machen, sollten Sie eher vermeiden und das Schlimmste sind natürlich die Übungen, welche dann einen stechenden Schmerz auslösen. Sehr gut für Ihre Bandscheibe sind diese, bei denen Sie einen langen und geraden Rücken machen und sich strecken müssen. Dies beinhalten die Yogaübungen Kamel, Kobra oder Vogel, welche Sie im Folgenden kennenlernen werden. Auch Übungen, welche Ihre Wirbelsäule kurzfristig entlasten, sind sehr gut für Ihre Bandscheibe. Im Folgenden wird Ihnen eine geeignete Sequenz präsentiert, mit der Sie Ihre Bandscheibe stabilisieren können und Ihre gesamte Rückenmuskulatur stärken und dehnen werden.

Zunächst starten Sie die Yogasequenz wieder mit einer klassischen Atemübung, wie wir sie Ihnen bereits beschrieben haben.

Darauf praktizieren Sie einen **Sonnengruß**, wie Sie ihn bereits kennen, nur in einer etwas abgewandelten Form, um Ihre Bandscheibe zu unterstützen und zu schonen. Stellen Sie sich dafür aufrecht hin und nehmen Sie Ihre Arme gestreckt über die Seite nach oben und zusammen, sodass sich Ihre Handflächen berühren. Neigen Sie auch Ihren Kopf nach hinten, um den Blick den Händen nachschweifen zu lassen und entspannen Sie dabei Ihre Schultern. Atmen Sie in dieser Position tief ein und wieder aus und führen Sie beim langen Ausatmen auch Ihre Arme wieder seitlich nach unten, um dann mit Ihrem rechten Fuß einen Ausfallschritt nach vorne zu machen. Beugen Sie dafür Ihr rechtes Knie und halten Sie Ihr linkes Bein, welches nach hinten zeigt, so gestreckt wie möglich. Führen Sie dann wiederum beide Arme nach oben und atmen Sie dabei ein.

Achten Sie unbedingt auf einen geraden und gestreckten Rücken. Beim erneuten Ausatmen öffnen Sie Ihre Arme und halten Sie in der Waagrechten. Führen Sie dann beide Arme gestreckt nach vorne, sodass sich die Hände berühren und stretchen Sie in dieser Position Ihre Schultern. Atmen Sie auch hier wieder tief ein und aus, bevor Sie Ihre Arme auf dem rechten Oberschenkel ablegen. Dann können Sie die Seiten wechseln und das Ganze mit dem linken Bein nach vorne durchführen. Richten Sie sich im Nachhinein wieder auf und atmen Sie noch einige Male mit geschlossenen Augen im Stand.

Anschließend beginnen Sie mit der Übung „**Halbe Brücke**", welche Ihnen ebenfalls bereits erläutert wurde. Erweitern Sie dann die Sequenz mit der sogenannten **Kobra**.

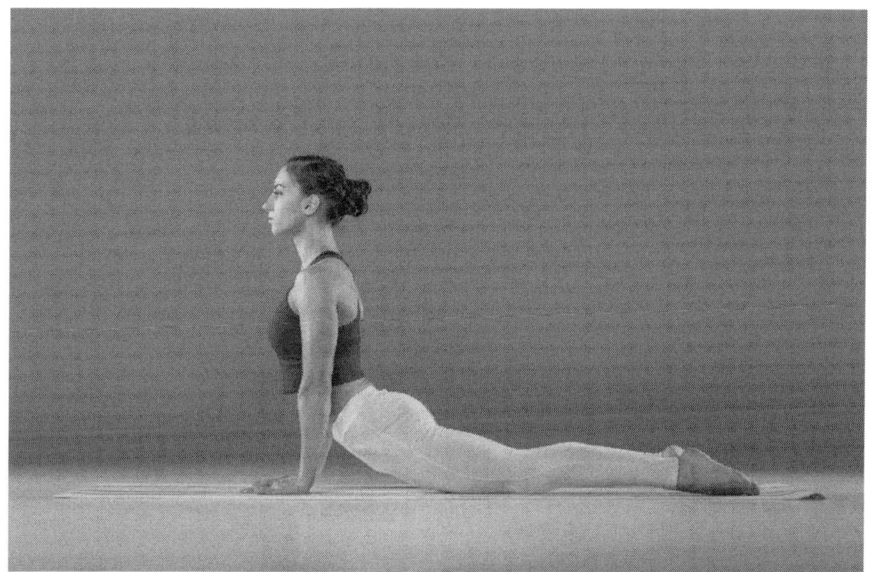

Dazu legen Sie sich zunächst flach auf den Bauch und strecken Ihre Füße richtig lang aus, wobei Sie Ihre Hände neben der Brust mit den Handflächen nach unten aufstellen - praktisch, als würden Sie eine Liegestütze machen wollen. Strecken Sie Ihre Arme langsam durch und richten Sie Ihren Oberkörper so weit wie möglich auf und bleiben Sie ab der Hüfte abwärts in Kontakt mit dem Boden, um ein Hohlkreuz entstehen zu lassen. In dieser Position atmen Sie dann fünfmal ein und wieder aus, wobei Sie beim letzten Ausatmen zurück in die Bauchlage sinken. In dieser Lage bewegen Sie dann Ihr Becken leicht hin und her. Gerade nach dem morgendlichen Aufstehen ist die Kobra auch allein sehr gut zu praktizieren, da Sie diese direkt im Bett ausführen können. Da eine Matratze natürlich weicher ist als eine Yogamatte, sollten Sie sich hier besser auf den Ellbogen abstützen als auf den Handflächen.

Die nächste durchzuführende Übung dieser Sequenz heißt **Vogel**. Dabei legen Sie sich wieder auf Ihren Bauch und strecken die Beine und Arme so weit aus, dass es nicht mehr weiter geht, in Verlängerung zu Ihrem Körper versteht sich. Dann heben Sie Ihren Kopf, Ihre Beine und auch Ihre Arme so weit wie möglich an und atmen in dieser Position fünf- bis achtmal ein und wieder aus.

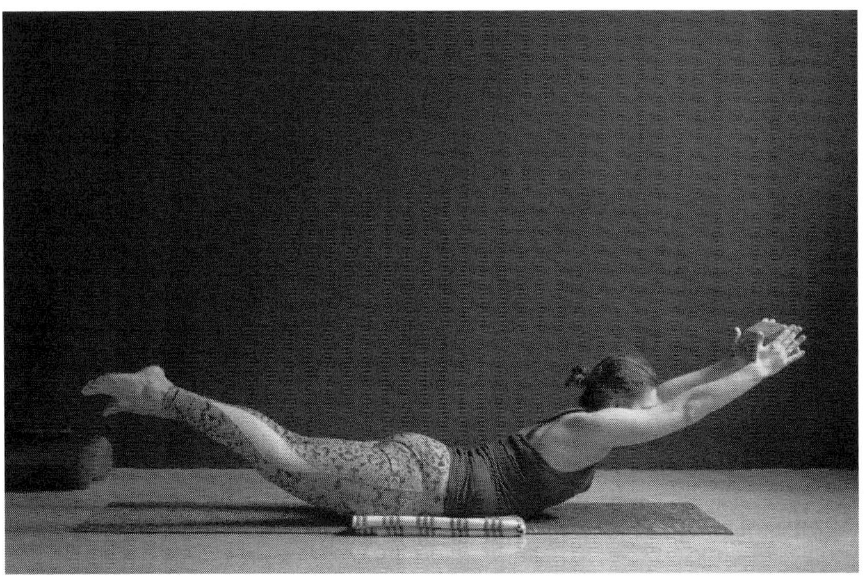

Dann folgt die sogenannte **Knie-zur-Brust-Haltung**. Der Name ist bei dieser Übung Programm, denn Sie legen sich zunächst auf den Rücken, ziehen dann aber Ihre Knie zur Brust. Achten Sie dabei auf eine feste Unterlage, um es dem Rücken zu ermöglichen, gerade aufzuliegen. Packen Sie dann zunächst Ihr rechtes Knie und ziehen dieses an Ihre Brust. Atmen Sie tief ein und wieder aus und wiederholen Sie dies fünfmal.

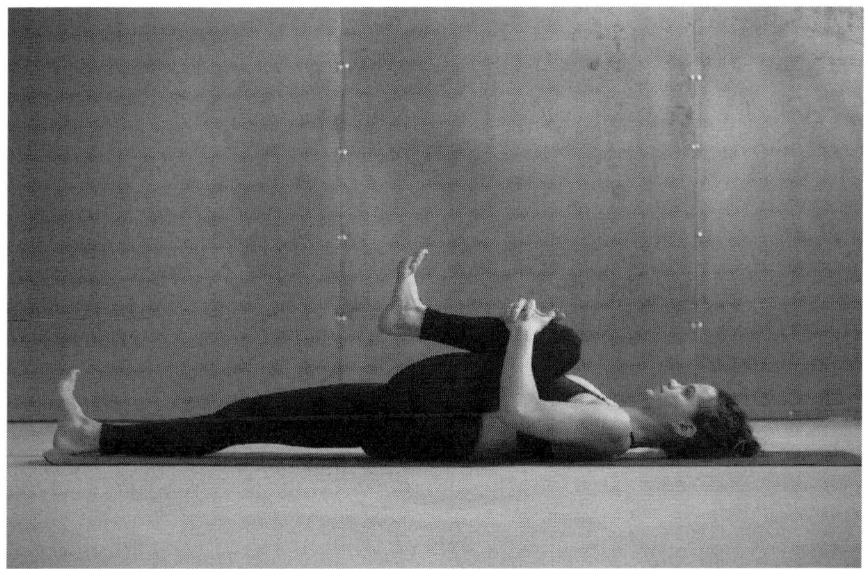

Danach wechseln Sie die Seite und praktizieren das Ganze mit Ihrem linken Knie. Am Ende können Sie zusätzlich nochmals beide Knie greifen und diese an Ihre Brust führen. Dadurch dehnen Sie vor allem Ihr Steißbein und Ihre Wirbelsäule.

MEHR BEWEGLICHKEIT IN SCHULTER UND NACKEN

Nicht nur Probleme können Sie mit Yogaübungen und -sequenzen loswerden, sondern Ihre Beweglichkeit können Sie ins Unermessliche steigern und darüber hinaus eine stete Entspannung für Ihre Schultern und Ihren Nacken herbeiführen. Ist Ihre Wirbelsäule in richtiger Position, so wird Ihnen eine innere Gelassenheit sehr leicht fallen und Sie mit neuer Beweglichkeit segnen. In der folgenden Sequenz werden für diese Beweglichkeit vor allem die Muskeln in Ihrer Schulterregion gestärkt.

Beginnen Sie dabei mit dem sogenannten **Stuhl-Twist**. Wie es der Name bereits vermuten lässt, sollten Sie für diese Übung einen Stuhl parat haben, der jedoch keine Armlehnen besitzt. Darauf setzen Sie sich zunächst bequem und aufrecht hin, sodass Ihr Rücken gerade ist. Atmen Sie zum Beginn ein und wieder aus und drehen Sie sich mit den Schultern soweit es geht in Richtung der Rückenlehne des Stuhls. Fassen Sie diese dann an den Seiten und drücken Sie zunächst mit der rechten Hand die Rückenlehne nach vorne weg. Um den Twist zu unterstützen, sollten Sie gleichzeitig die Rückenlehne mit Ihrer linken Hand zur Brust ziehen. Achten Sie speziell auf den sanften Druck und das wunderbare Gefühl des Stretchings. Schauen Sie dabei soweit es geht nach rechts hinten und atmen Sie auch in dieser Position ein und wieder aus, bevor Sie dann die Seiten wechseln.

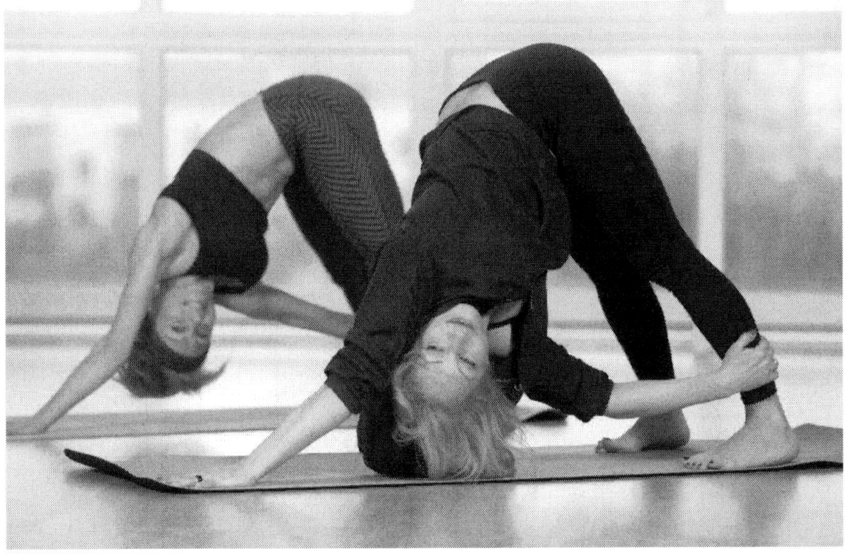

Daraufhin folgt der **Hunde-Twist**, bei dem Sie im Vierfüßlerstand starten, also in der gewöhnlichen Hund-Position. Strecken Sie dann Ihren rechten Arm unter dem linken Arm durch und soweit es geht links ab, wobei Ihre Handflächen nach oben zeigen sollten. Auch den Kopf neigen Sie in diese Richtung und legen ihn auf dem Boden ab. Ziehen Sie dann noch Ihr Gesäß nach oben und atmen Sie einmal tief ein und wieder aus. Kommen Sie anschließend zurück in den Vierfüßlerstand und wechseln Sie dann die Seiten.

Die nächste Yogaübung dieser Sequenz ist dann der **Twist III**, welcher Ihnen bereits bekannt ist.

Dann folgt der **Heldensitz**, bei dem Sie sich auf die Knie setzen und den Rücken gerade halten. Berühren Sie sich mit Ihren Händen hinter Ihrem Nacken und strecken Sie Ihre Ellbogen weit zur Seite hinaus. Atmen Sie hier zunächst tief ein und wieder aus und versuchen Sie dabei Ihre Schulterblätter so nah wie möglich aneinander zubringen. Bringen Sie dann Ihr Kinn auf die Brust und spüren Sie aktiv die Dehnung im Nacken, fokussieren Sie sich darauf. Beim Einatmen heben Sie Ihren Kopf wieder und senken ihn wieder beim Ausatmen. Wiederholen Sie dieses Prozedere fünfmal, um in eine ausreichende Dehnung zu kommen.

Die nächste Yogaübung dieser Sequenz ist das sogenannte **Nadelöhr**. Hier legen Sie sich auf Ihren Rücken und stellen beide Füße auf, sodass Ihre Knie angewinkelt sind. Ihr rechtes Fußgelenk legen Sie dann über Ihren linken Oberschenkel und umarmen das linke Bein dann mit Ihren Armen. Heben Sie dann noch Ihren Kopf und kommen Sie so in eine atemberaubende Dehnung. Der Widerstand Ihres Beines stellt hierbei eine Art Hebel dar und lässt deshalb ein wunderbares Stretchen entstehen und der Vorteil ist, dass Sie dadurch die Intensität dieser Übung selbst regulieren können. Atmen Sie in dieser Position dann einmal tief ein und wieder aus, entspannen Sie die Position wieder und wechseln Sie dann die Seiten.

Die vorletzte Übung nennt sich **Halskräftiger** und stärkt vor allem Hals und Nacken. Diese Übung können Sie im Stehen durchführen. Drücken Sie hierfür mit Ihrer rechten Hand gegen Ihren Kopf und halten Sie mit diesem dagegen. Halten Sie diese Position so lange auf Spannung, bis

Sie zehn Atemzüge getätigt haben und wechseln Sie dann die Seiten, halten Sie dann also mit der linken Hand mittelstark gegen den Kopf. Verschränken Sie Ihre Hände danach hinter Ihrem Kopf und drücken dann von hinten dagegen. Auch diesmal halten Sie mit Ihrem Kopf dagegen und bleiben für zehn Atemzüge in dieser Position. Jedes Mal, wenn Sie diese Übung beenden, ob rechts, links oder hinten, spüren Sie die Entspannung in Ihrem Hals- und Nackenbereich. Auch die Muskeln werden dadurch in diesem Bereich deutlich gestärkt.

Zuletzt folgt dann noch der **Fisch**. Legen Sie sich dazu wieder flach auf den Rücken und verstecken Sie Ihre Hände unter Ihrem Gesäß. Achten Sie darauf, dass Ihre Handflächen nach unten zeigen. Pressen Sie dann Ihre Ellbogen nach unten, also auf den Boden, und heben Sie Ihre Brust nach oben, um ein Hohlkreuz entstehen zu lassen. Stützen Sie sich dabei auf beide Unterarme und atmen Sie dabei tief ein und wieder aus. Halten Sie die Beine bei dieser Übung stets gestreckt.

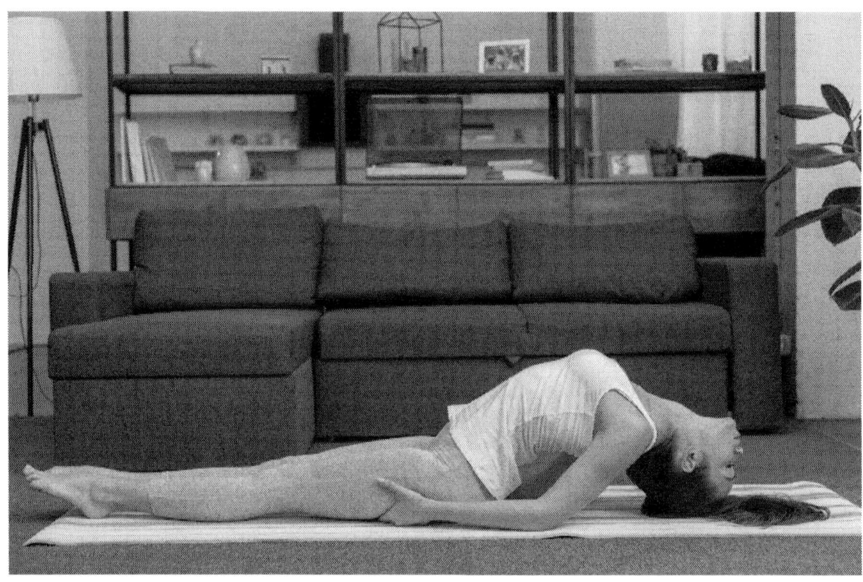

ANTIDEPRESSIONSTHERAPIE

Nicht nur der Körper spielt in der Philosophie von Yoga eine wichtige Rolle. Auch die Gedanken und die Seele sollten mit dem Körper in Einklang sein, um die erwünschte und ersehnte Gelassenheit an den Tag bringen zu können. Gerade um Depressionen vorzubeugen, welche oftmals schleichend aufkommen. Gerade bei jungen Menschen tritt dieser Prozess immer häufiger auf, weswegen gerade hier Yoga eine populäre Ausgleichsmethode geworden ist. Um auch bei Ihnen keine depressiven Stimmungen aufkommen zu lassen, sollten Sie sich die folgende Sequenz ans Herzen legen, auch für eine aufhellende Stimmung und die Förderung Ihres Selbstvertrauens.

Beginnen Sie der bereits beschriebenen Atemübung, um sich tief in Ihr Inneres hineinfühlen zu können. Dann folgt zunächst wieder ein Sonnengruß, um die Sequenz einzuleiten.

Die nächste Übung heißt **Held I,** die Sie bereits kennengelernt haben. Auf **Held I** folgt **Held II**. Auch hier stehen Sie zunächst aufrecht da und drehen wieder Ihren linken Fuß um 90 Grad nach außen. Gehen Sie dann mit Ihrem rechten Bein nicht zur Seite, sondern nach vorne und heben Sie auch Ihre Arme nach vorne und wandern Sie dabei langsam weiter in gestreckter Haltung über den Kopf. Halten Sie hier Ihre Handflächen zusammen und atmen Sie tief ein. Beim langsamen Ausatmen senken Sie auch Ihre Arme wieder seitlich und gehen mit Ihrem linken Bein nach vorne. Hier beugen Sie wiederum Ihr Knie und führen die Übung analog zur anderen Seite durch. Sagen Sie sich beim Einatmen in dieser Übung stets den Satz „Ich fühle mich stark" und beim Ausatmen den Satz „Ich fühle mich zufrieden und bin Herrscher über mein Leben".

Um diese Yogasequenz gebührend zu beenden, können Sie zum Schluss noch ein sogenanntes Glücksritual einbauen. Dafür benötigen Sie ein paar Bilder, mit denen Sie positive Dinge verbinden und die in

Ihnen freudige Gefühle auslösen. Am Ende dieser Sequenz ziehen Sie eines dieser Bilder und schauen sich dieses dann bewusst an. Spüren Sie dabei die innere Freude, welche dieses positive Bild in Ihnen entstehen lässt. Diese kleinen freudigen Gefühle können Sie Herr über Ihre depressiven Gefühle werden lassen, da können Sie sicher sein.

STÄRKUNG DES IMMUNSYSTEMS

Wie schon oftmals erwähnt, eignet sich Yoga nicht nur bei akuten Problemen, sondern auch als Lebensphilosophie und als Vorbeugung diesbezüglicher Probleme. Sie können mit Yoga also nachhaltig Ihr gesamtes Immunsystem stärken und somit Bronchitis, Erkältungskrankheiten, Virusgrippen oder Lungenentzündungen vorbeugen. Diese Eigenschaft lässt sich erkennen, weil durch die folgenden Yogaübungen die Durchblutung Ihrer Zellen verbessert wird und so mehr Sauerstoff in Ihren Organismus gelangt, wo wiederum alle Organe gestärkt werden.

Dadurch wird die Arbeit Ihres Körpers nicht nur effektiver, sondern auch Ihr Stoffwechsel wir aktiviert und Sie selbst fühlen sich einfach agiler im Alltag. Sogar die Wissenschaft hat sich mit dem Thema befasst und laut einer Studie aus Norwegen stärkt Yoga das Immunsystem nachhaltig.

Zunächst beginnen Sie zur Stärkung Ihres Immunsystems wieder mit einer Atemübung, diesmal jedoch auf genau dieses Immunsystem modifiziert. Dafür setzten Sie sich auf einen Stuhl und schließen die Augen. Wie die meisten Atemübungen, können Sie auch diese im Stehen durchführen, einfacher ist jedoch auch hier die sitzende Variante. Schließen Sie dann die Augen und konzentrieren Sie sich auf Ihren Atem. Sagen Sie sich dabei beim tiefen Einatmen die Worte „Kraft“ und „stabile Gesundheit“ und atmen Sie dann wieder aus, wobei Sie dabei die Worte „Energie“ und „freier Atem“ zu sich sagen.

Dann folgt ein **Sonnengruß**, welcher in rückenschonender Form ausgeführt wird, wie er eben bereits beschrieben wurde.

Darauf führen Sie die Yogaübung „**Fisch**", die Sie auch bereits kennen. Bei der Folgeübung handelt es sich um den sogenannten **Bogen**.

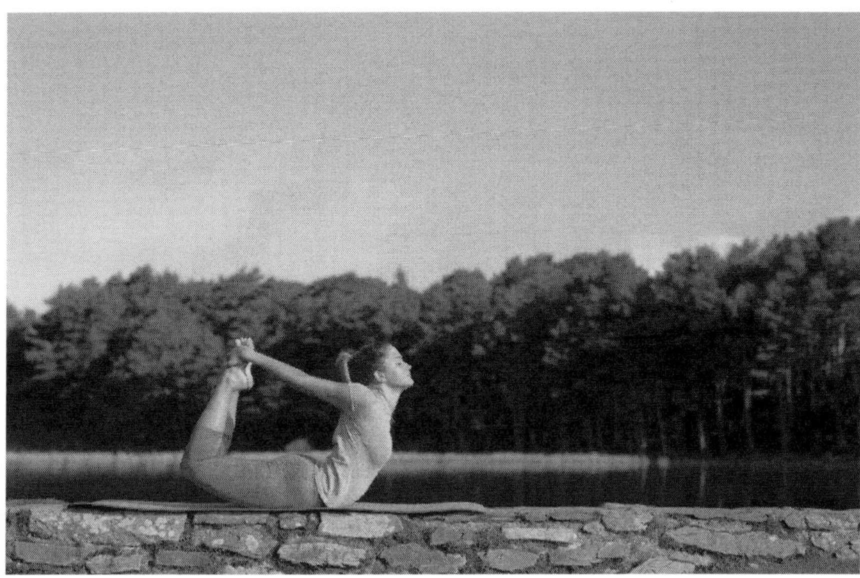

Dabei legen Sie sich zunächst auf den Bauch und entspannen sich. Ihre Arme und Ihre Beine liegen praktisch nach hinten zeigen auf den Boden, sodass eine regelrechte Tiefenentspannung entstehen kann. Dann beugen Sie Ihre Knie leicht an. Es genügt bereits, wenn Ihre Schienbeine leicht über dem Boden schweben. Versuchen Sie dann mit beiden Händen jeweils beide Knöchel zu fassen und dabei Ihre Brust nach oben zu ziehen. Bei den ersten Ausführungen kann es anfangs etwas schmerzhaft und ungewohnt sein und es kann auch passieren, dass Sie gar nicht erst in die Bogenposition gelangen. Geben Sie hier Ihrem Körper etwas Zeit und dehnen Sie ihn nach und nach, um die Übung durchzuführen, denn dadurch werden vor allem verkrampfte Bauchmuskeln gedehnt und die Verdauung wird angeregt.

Lösen Sie dann wieder die Position und gehen Sie in die **Kindhaltung**, indem Sie Ihre Arme gestreckt nach vorne bringen. Achten Sie dabei zusätzlich darauf, dass Ihre Schienbeine und Füße immer noch in der Luft sind. Drücken Sie dabei die Hände in den Boden und machen Sie Ihren Rücken so lang es geht, um die totale Entspannung genießen zu können.

Zuletzt führen Sie dann noch die sogenannte **Schusterhaltung** durch. Dafür legen Sie sich erneut auf den Rücken, wobei Sie darauf achten sollten, dass dieser gerade liegt. Dann beugen Sie Ihre Knie, sodass Sie mit beiden Fußsohlen nebeneinander den Boden berühren. Nun versuchen Sie die Knöchel auf beiden Seiten mit Ihren Händen zu umfassen und weiter noch die Füße zu berühren. Atmen Sie in dieser Position tief ein und wieder aus und wiederholen Sie diese Atmung zehnmal.

FASZIENTRAINING

Nicht nur für diejenigen, die Ruhe in ihren Alltag bringen wollen, ist Yoga exzellent geeignet, sondern auch für diejenigen, die viel Sport treiben. Gerade wenn es um Muskelentspannung geht, hilft natürlich das Dehnen, aber auch die Entspannung durch Yogasequenzen. Häufig belastet sind auch die Faszien, welche die einzelnen Muskelstränge darstellen und genau diese können Sie mit Yoga optimal lockern. Genauer gesagt, sind Ihre Faszien das, was Ihre Muskeln, Gelenke und auch Knochen umhüllt, daher können Sie sich denken, dass gesunde Faszien unerlässlich für eine gesunde Haltung und einen sportlichen Körper sind.

Um auch im Alter fit zu bleiben, sollten Sie sich also dauerhaft und nachhaltig mit der Pflege Ihrer Faszien beschäftigen, da diese bei einseitiger Belastung oder zu wenig Bewegung verkleben können, was wiederum zu Schmerzen führen kann. Auch Ihre Beweglichkeit wird dadurch erheblich eingeschränkt und auch hier können Sie weitere Parallelen zwischen Yoga und Muskeltraining erkennen.

Um Sie für einen Einklang von Geist und auch Körper vorzubereiten und eventuell auch, um Ihre Regeneration nach dem Sport zu unterstützen, haben wir Ihnen die folgende Yogasequenz verfasst.

Zunächst beginnen Sie hierfür wieder mit der klassischen Atemübung, welche wir bereits zu Anfang beschrieben haben.

Dann folgt die Position des **Hundes** mit Dehnung der Oberschenkelinnenseite. Dafür positionieren Sie sich zuerst im Vierfüßlerstand und lockern Ihren unteren Rückenbereich. Das bedeutet, dass Sie weder im Hohlkreuz noch im Katzenbuckel sein sollten. Um dies zu unterstützen, können Sie Ihre Lendenwirbelsäule ein paar Mal hin- und herbewegen. Dann sind Ihre Knie an der Reihe, die Sie so weit wie möglich auseinanderbringen und dabei die Dehnung in der Oberschenkelinnenseite erzeugen. Nehmen Sie die außerordentliche Dehnung in Ihren Innenseiten wahr und spüren Sie, wie Ihre Faszien auseinandergezogen werden.

Daraufhin wird die Sequenz mit der Übung **Twist III** erweitert.

Anschließend folgt die Yogaübung „**Ariel**". Dafür sitzen Sie zunächst mit gebeugten Beinen auf Ihrem Gesäß. Haben Sie dabei Ihre Beine nicht direkt vor sich, sondern legen Sie diese nach rechts ab. Auch Ihren Oberkörper drehen Sie anschließend auf die rechte Seite, wobei Sie Ihren linken Arm über den Kopf ziehen. Dabei sollte in Ihrer linken Flanke ein Gefühl der Dehnung entstehen, welches Sie bewusst wahrnehmen. Lassen Sie Ihre Schultern dabei total entspannt und verstärken Sie das Stretching zusätzlich mit Ihrer rechten Hand. Halten Sie mit dieser Ihr rechtes Bein und entspannen Sie die Position daraufhin wieder. Dann können Sie die Seiten wechseln und das Ganze analog auf der linken Seite durchführen.

Als nächste Übung dieser Yogasequenz empfiehlt sich dann der sogenannte **Stuhl-Twist Rapido**. Wie es der Name schon sagt, müssen Sie sich für diese Übung auf einen Stuhl setzen, auf dem Sie vor allem bequem und gerade sitzen können. Fassen Sie dann mit Ihrer linken Hand an die rechte Stuhlkante, sodass Ihr rechter Oberschenkel unter Ihrem Arm positioniert ist. Die rechte Stuhlkante versuchen Sie dann praktisch nach oben in Richtung Ihrer Brust zu ziehen, währenddessen Sie mit Ihrer rechten Hand versuchen, ebenfalls die rechte Stuhlkante nach unten zu drücken, sodass in Ihrem Körper eine Art Gegenbewegung entsteht. Dabei versuchen Sie Ihren Kopf so weit wie möglich über die linke Schulter nach hinten zu drehen, wobei Ihr Rücken jedoch gerade bleiben sollte. In dieser Position atmen Sie dann einmal tief ein und wieder aus und versuchen dabei, das dehnende Gefühl aufzusaugen und das Stretching wahrzunehmen.

Gerade bei Verspannungen im Schulter-Nacken-Bereich kann diese Übung zunächst zwar schmerzhaft sein, dann jedoch wunderbar lösend. Lösen Sie nach einigen Atemzügen die Spannung aus der Position und setzen Sie sich wieder in die Ausgangslage, um dann analog mit der anderen Seite zu beginnen. Hier greift dann die rechte Hand an die linke Stuhllehne und versucht diese nach oben zu ziehen, währenddessen die linke Hand versucht, dies nach unten zu drücken. Ihren Kopf drehen Sie dann über die rechte Schulter.

Um Ihr Faszientraining zu beenden, folgt zuletzt noch die Übung „**Drehsitz**“. Setzen Sie sich dafür aufrecht auf den Boden oder Ihre Yogamatte und strecken Sie Ihre Füße gerade nach vorne hin weg. Dann beugen Sie Ihr linkes Knie, sodass Ihr linker Fuß an der Innenseite des rechten Knies steht. Heben Sie Ihren Fuß dann auf die andere Seite, also auf die Außenseite des rechten Beines, und stützen Sie Ihre linke Hand hinter Ihrer linken Hüfte ab, um Stabilität zu gewinnen. Ihren rechten Arm benutzen Sie bei dieser Yogaübung praktisch wie einen Hebel, indem Sie diesen gegen das linke Knie drücken. Blicken Sie dann über Ihre linke Schulter nach hinten, um das Stretching zu maximieren.

Atmen Sie einige Male tief ein und wieder aus und entspannen Sie dann die Position, um die Seiten zu wechseln. Analog können Sie diese Übung dann mit der Beugung im rechten Knie durchführen.

Fazit

Nun sind Sie am Ende einer kleinen Reise angelangt. Eine Reise, auf der Sie viel für sich selbst und Ihr Leben mitnehmen konnten, wie Sie in unserem heutigen stressigen Alltag Ihre Gelassenheit zurückgewinnen können. Hierbei haben Sie nicht nur eine Vielzahl an Übungen an die Hand bekommen, sondern auch ein kleines Hintergrundwissen, mit dem Sie nun in Ihr zukünftiges Leben gehen können. Dabei können Sie sich auch das nötige Zubehör zusammenstellen.

Noch viel wichtiger ist, dass Yoga nicht nur aus den bekannten und auf der ganzen Welt populären Übungen und Sequenzen besteht, sondern aus noch viel mehr. Denn Yoga ist nicht nur eine Bewegungsform oder ein Training für Ihren Körper, nein, Yoga ist eine Lebensphilosophie, die Sie nicht nur in den Übungen ausleben sollten, sondern auch am gesamten Tag. Achten Sie dabei auf Ihr Inneres, auf Ihren Gemütszustand und auch auf alles andere um Sie herum, auf die Menschen in Ihrem Umfeld und auch auf die Natur selbst. Lernen Sie Dinge akzeptieren zu können, um vollends in der Welt der Yogaübungen anzukommen, mit diesem Buch haben Sie es mit Sicherheit geschafft.

Ziel dieses Buches ist letztendlich, welchen Einfluss Yoga auf Ihr Leben hat und wie Sie diesen Einfluss auch in Bezug auf Ihr Stresslevel nutzen können. Viele Studien belegen heute, dass es definitiv einen positiven Effekt von Yogaübungen gibt und dass sich dieser Effekt auf das Stresslevel der Menschen auswirkt, somit auch auf Sie. Und ist es nicht genau das, was Sie mit Yoga erreichen wollen?

Es bleibt zu sagen, dass Yoga ein hochkomplexes System ist, welches heute Menschen auf der ganzen Welt beschäftigt und nicht erst durch YouTube, Instagram oder andere soziale Medien populär geworden ist. Dennoch ist der Output das Wichtigste und der besagt, dass die positive

Wirkung von Yoga auf Emotionen und Gesundheit für eine weitere Verbreitung auf der Welt sorgen wird, daher sollten auch Sie auf diesen Zug aufspringen, denn er kann nur zielführend sein.

Darüber hinaus sollte Ihnen noch ans Herz gelegt werden, dass Sie bei diversen Übungen nicht gleich den Kopf in den Sand stecken müssen, wenn diese oder jene einmal nicht funktioniert. Um wirklich in die Tiefen des Yogas und die Übungen zu gelangen, benötigt es eben auch etwas Training. Doch keine Angst, praktizieren Sie Ihre Sequenzen regelmäßig und oft, so werden Sie bereits nach wenigen Sequenzen Fortschritte bemerken, was wiederum ein gutes Gefühl gibt.

Nicht jede Yogasequenz ist dabei für jeden Menschen geeignet. Somit sollten Sie sich unbedingt Zeit mit dem Ausprobieren lassen, denn Ihre persönlichen und favorisierten Übungen können Sie nur mit ein wenig Gespür und Zeit herausfinden. Diese Geduld, welche Sie dabei benötigen, kann eine erste Übung auf dem Weg zu Ihrer Gelassenheit sein und in den weiteren Schritten können Sie aktiv und bewusst gegen Schmerzen oder Ähnlichem vorgehen oder diese vorbeugen und eine vielfältige Beweglichkeit erlangen.

Nutzen Sie Yoga, um ein neuer Mensch zu werden und um die Welt mit anderen Augen zu sehen. Werden Sie zu einem Lebenskünstler in physischer als auch in psychischer Sicht und lassen Sie es zu, dass Sie andere Menschen aufgrund Ihrer inneren Ruhe und ausgeprägten Gelassenheit bewundern werden.

Literaturverzeichnis

- https://www.primal-state.de/yoga-von-a-bis-z/
- https://www.yogavital.at/ueber-yoga/was-ist-yoga-2/yoga-geschicht-und-philosophie/#:~:text=Yoga%20ist%20eine%20indische%20philosophische,etwa%203000%20%E2%80%93%204000%20Jahren%20bekannt.&text=So%20entwickelten%20sie%20%C3%9Cbungen%2C%20um,(Darshanas)%20der%20indischen%20Philosophie.
- https://www.yogistar.com/Yoga-Zubehoer/
- https://www.fuckluckygohappy.de/vom-block-uebers-bolster-zum-feetup-setzt-du-yoga-hilfsmittel-sinnvoll-ein/
- https://www.gardensofzen.com/wozu-braucht-man-ein-meditationskissen/
- https://www.stern.de/vergleich/akupressurmatte/#:~:text=Eine%20Akupressurmatte%20k%C3%B6nnen%20Sie%20verwenden,unterschiedlichen%20Schmerzen%20und%20Verspannungen%20helfen.
- https://happymindmagazine.de/das-yoga-wheel-uebungen-fuer-anfaenger/
- https://www.planetbackpack.de/meditation/
- Griebentrog-Wiesner, B. (2020): Yoga to go. Asanas, Achtsamkeit und Superfood – ein effizientes Wohlfühlprogramm; Springer-Verlag
- https://www.yogaeasy.de/artikel/clean-eating-fuer-yogis

Wir danken Ihnen für Ihr Interesse und Ihr Vertrauen. Als Dankeschön dafür, haben wir eine besondere Überraschung. Wir haben exklusiv für Sie zehn weitere Übungen und interessante Informationen. Und diese erhalten Sie vollkommen kostenlos. Das klingt wunderbar? Dann warten Sie nicht lange und holen Sie sich Ihr Gratis-Geschenk.

Hier geht es zu Ihrem Gratis-Geschenk:

https://forms.gle/HGvN2U3daQDpk6Qi9

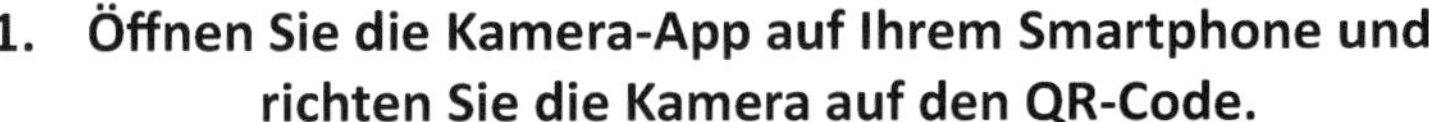

1. **Öffnen Sie die Kamera-App auf Ihrem Smartphone und richten Sie die Kamera auf den QR-Code.**
2. **Klicken Sie auf den Link, der Ihnen angezeigt wird und schon werden Sie zur Website weitergeleitet.**

Impressum

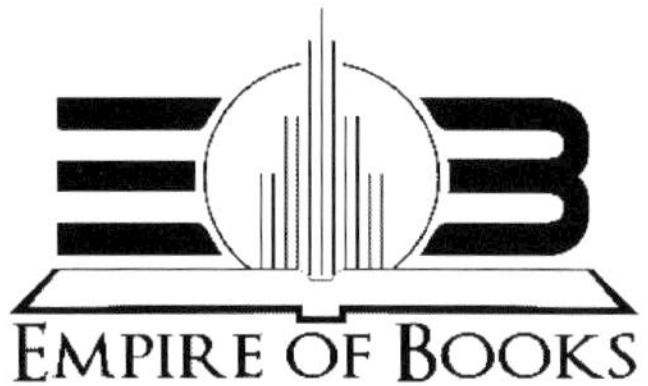

Autor FitLife
Vertreten durch: EoB – Empire of Books
Herausgeber: Malik & Mähleke GmbH
Kontakt: Malik & Mähleke GmbH / Stresemann-straße 84 / 22769 Hamburg
Coverfoto: Shutterstock

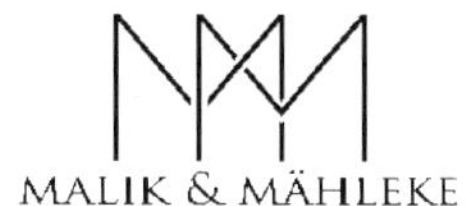

Haftungsausschluss:
Die Nutzung dieses Buches und die Umsetzung der enthaltenen Informationen, Anleitungen und Strategien erfolgt auf eigenes Risiko. Der Autor kann für etwaige Schäden jeglicher Art aus keinem Rechtsgrund eine Haftung übernehmen. Haftungsansprüche gegen den Autor für Schäden materieller oder ideeller Art, die durch die Nutzung oder Nichtnutzung der Informationen bzw. durch die Nutzung fehlerhafter und/oder unvollständiger Informationen verursacht wurden, sind grundsätzlich ausgeschlossen. Rechts- und Schadenersatzansprüche sind daher ausgeschlossen. Dieses Werk wurde sorgfältig erarbeitet und niedergeschrieben. Der Autor übernimmt jedoch keinerlei Gewähr für die Aktualität, Vollständigkeit und Qualität der Informationen. Druckfehler und Falschinformationen können nicht vollständig ausgeschlossen werden. Es kann keine juristische Verantwortung sowie Haftung in irgendeiner Form für fehlerhafte Angaben vom Autor übernommen werden.

Die bereitgestellten Analysen, Vorschläge, Ideen, Meinungen, Kommentare und Texte sind ausschließlich zur Information bestimmt und können ein individuelles Beratungsgespräch nicht ersetzen. Alle Informationen dieses Buches entsprechen dem Kenntnisstand zum Zeitpunkt des Verfassens dieses Buches. Eine Haftung für mittelbare und unmittelbare Folgen aus den Informationen dieses Buches ist somit ausgeschlossen. Informieren Sie sich weitläufig aus unterschiedlichen Quellen und bedenken Sie, dass am Ende nur Sie für die Entscheidungen verantwortlich sind.